眼科ケア
The Japanese Journal of Ophthalmic Caring
2025年 春季増刊

写真と動画で流れがみえる！
手術介助がわかる！ ▶動画

新・眼科手術とケア黄金マニュアル

白内障・網膜硝子体・緑内障の患者説明シートつき

編集
- 木村 英也　永田眼科院長
- 山本 愛　永田眼科看護師

MCメディカ出版

編集にあたって

木村英也
永田眼科院長

　患者さんにとって、よりよい手術を提供するためには、術者自身のスキルアップはもちろんのこと、それを支える周りのスタッフの力が必要です。とくに的確な手術介助により、術者はストレスなく、より安全に手術を行えるようになります。では、優秀な手術介助者になるためには何が必要でしょうか？ それは、まず手術がどのような目的で行われているかを理解することです。そして、手術の流れの中で、どのような手術機器・器具を、どのようなタイミングで使用するかを把握する必要があります。

　本書は、2017年に刊行した『写真とイラストで流れがみえる！ 手術介助がわかる！ 眼科手術とケア 黄金マニュアル』をリニューアルし、眼科の代表的な手術に関して、経験豊富な先生方に実践的な解説をしていただきました。まず、どのような手術であるかをわかりやすく示し、具体的に手術に必要な機器・器具を写真で提示しています。そして、手術の流れを写真やイラストを見ながら、術者が手術をやりやすくするためには、どのような点に注意したらよいかを解説しています。これらは、まさに手早く、安全に手術をするための肝の部分です。通常の手術書にはなかなか記載されていない点で、これから手術を習得する先生にとっても非常に参考となるものです。我々も手術を指導する際に、術者として任せられるかどうかの判断として、手術介助が的確にできることが必要条件となっています。本書では、手術介助に役立つ動画も多数ご提供いただきました。また、手術だけでなく、術前後のケアは患者さんが安心して手術を受けるために必要な仕事です。本書には、患者さんに説明する機会の多い白内障手術、網膜硝子体手術、緑内障手術に関する『眼科ケア』オリジナルの「患者説明シート」も付いています。ご自分の施設で患者説明シートを作る際に、参考にしていただけたら幸いです。

　手術介助は、傍観者のように、ただ術者の横にいるだけではだめです。つねに術者の目線で、術者と一緒になって手術を進めていく必要があります。手術を理解することによって、介助がスキルアップしていきます。新人スタッフやこれから手術を始めようとするクリニックには、きっと役に立つ内容となっていますので、ぜひともご活用ください。

山本 愛
永田眼科看護師

　眼科医療の中で手術の役割はたいへん大きく、眼科で働くスタッフにとって、手術に関連する業務の割合も大きいです。

　本書の1章では、術前から術中まで、患者さんが安全・安楽に手術を受けられるように準備するためのポイントが解説されています。

　2章では、代表的な眼科手術について写真やイラスト、動画を用いてわかりやすく、術式、手術で使用する機器や器具、手術中の心得、手術の流れ、器械出しを担当するスタッフに術者が求めることについて、経験豊富な先生方に解説していただきました。

　手術室に入るスタッフや器械出しのスタッフは、術者のリズムを崩さないよう先を読み、的確に、スムーズに介助することが求められます。

　最初はマニュアルを覚えることが重要ですが、「なぜこの場面でこれを使うのか？」を学ぶことで手術の目的を理解していくことができます。手術の予習ももちろん大切ですが、復習も大切です。介助した手術を振り返り、いつもと手順が変わったり、通常使わない器具を使ったりした場面を思い出して、「なぜあのときにあの器具が必要だったのだろう？」と術者や先輩スタッフに聞いて理解しなければなりません。つねに疑問を持つことにより、より理解を深めることができます。その学びを自分なりの言葉でまとめてマニュアルを作っていくことで次に活かせるようになり、いつしか手術室・器械出しのエキスパートになれるはずです。本書はそのような学びを重ねる上で、必ず役に立ってくれます。

　3章の「患者説明シート」は、患者さんへよりわかりやすく説明し、患者さんが安心して手術を受けられるよう、ぜひ参考にしていただけたらと思います。

　本書が眼科で働くみなさまの理解を深め、やりがいを感じていただける一助になれ
ばうれしいです。

写真と動画で流れがみえる！手術介助がわかる！

「眼科ケア」は（株）メディカ出版の登録商標です。

眼科ケア
The Japanese Journal of Ophthalmic Caring
2025年 春季増刊

新・眼科手術とケア
黄金マニュアル

白内障・網膜硝子体・
緑内障の患者説明シートつき

CONTENTS

編集にあたって	2
編集・執筆者一覧	6
WEB動画の視聴・資料ダウンロード方法	8

1章

手術の準備

① 術前の患者さんへの確認	10
② 感染症の予防・対策	13
③ 手術の準備のコツ	17
④ 患者さんの精神面のケア	22

2章

眼科の手術とケア

① 白内障の手術	26
② 後発白内障のレーザー手術	48
③ 裂孔原性網膜剥離の硝子体手術	54

▶動画	4	裂孔原性網膜剥離の強膜バックリング手術	69
	5	黄斑円孔の手術	82
	6	黄斑上膜の手術	95
	7	増殖糖尿病網膜症の手術	104
	8	網膜疾患のレーザー手術	115
	9	霰粒腫の手術	125
▶動画	10	眼瞼内反症の手術	142
	11	眼瞼下垂の手術	163
▶動画	12	翼状片の手術	178
▶動画	13	緑内障の手術（トラベクレクトミー）	193
	14	緑内障のレーザー手術（レーザー虹彩切開術、選択的レーザー線維柱帯形成術）	204
▶動画	15	斜視の手術	213
	16	流涙症（涙道閉塞）の手術	232

3章

白内障手術・網膜硝子体手術・緑内障手術の患者説明シート

ダウンロード	1	白内障の手術	248
ダウンロード	2	網膜硝子体の手術	252
ダウンロード	3	緑内障の手術	257
ダウンロード	4	手術後の日常生活	263

	索引	264

表紙・本文デザイン　HON DESIGN
本文イラスト　　　　中村恵子

編集・執筆者一覧

◆◆◆ 編集

木村英也　　永田眼科院長
<small>きむらひでや</small>

山本 愛　　永田眼科看護師
<small>やまもとあい</small>

◆◆◆ 執筆者（50音順）

石嶋 漢　　さっぽろ眼科・眼形成クリニック院長　————　**2章** ⑩
<small>いしじまかん</small>

出田隆一　　医療法人レチナ
<small>いでたりゅういち</small>　　　いでた平成眼科クリニック院長　————　**2章** ③ ④

古森美和　　浜松医科大学眼科助教／学内講師　————　**2章** ⑮
<small>こもりみわ</small>

塩谷久美子　　永田眼科看護師　————　**1章** ④
<small>しおたにくみこ</small>

柴田真帆　　永田眼科　————　**2章** ① ②
<small>しばたまほ</small>

曽根雄一郎　　天理よろづ相談所病院眼科　————　**2章** ⑧
<small>そねゆういちろう</small>

多鹿三和子　　永田眼科　————　**2章** ⑯
<small>たじかみわこ</small>

玉井美沙	永田眼科看護部手術室看護師	**1**章 ②	
豊川紀子	永田眼科副院長	**2**章 ⑬ ⑭	
中村由紀子	永田眼科病棟看護師	**3**章 ① ② ③ ④	
野田実香	野田実香まぶたのクリニック院長	**2**章 ⑨	
林田安広	医療法人レチナいでた平成眼科クリニック	**2**章 ③ ④	
福本敦子	永田眼科	**2**章 ⑤ ⑥	
本田里奈	永田眼科看護師	**1**章 ③	
溝口周作	天理よろづ相談所病院眼科	**2**章 ⑦	
山本 愛	永田眼科看護師	**1**章 ①	
山本哲平	医療法人社団みどり会眼科近藤医院院長	**2**章 ⑪	
吉村彩野	兵庫医科大学病院眼科学教室助教	**2**章 ⑫	

WEB動画の視聴・資料ダウンロード方法

本書の動画視聴・資料ダウンロードは、WEBページでご利用いただけます。以下の手順でアクセスしてください。

■ メディカID（旧メディカパスポート）未登録の場合

メディカ出版コンテンツサービスサイト「ログイン」ページにアクセスし、「初めての方」から会員登録（無料）を行った後、下記の手順にお進みください。

https://database.medica.co.jp/login/

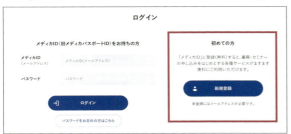

■ メディカID（旧メディカパスポート）ご登録済の場合

① メディカ出版コンテンツサービスサイト「マイページ」にアクセスし、メディカIDでログイン後、下記のロック解除キーを入力し「送信」ボタンを押してください。

https://database.medica.co.jp/mypage/

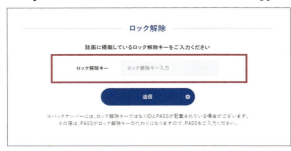

② 送信すると、「ロックが解除されました」と表示が出ます。

③ 「動画」または「ファイル」ボタンを押して、一覧表示へ移動してください。

④ 動画の場合：視聴したい動画のサムネイルを押して動画を再生してください。ファイルの場合：ダウンロードしたい資料のサムネイルを押すと「ダウンロード」ボタンが表示され、資料のダウンロードが可能になります。

ロック解除キー　bX42P6JQ

＊ロック解除キーの第三者への再配布、商用利用はできません。データは研修ツール（講義資料・配布資料など）としてご利用いただけます。
＊雑誌や書籍、その他の媒体および学術論文に転載をご希望の場合は、当社まで別途お問い合わせください。
＊データの一部またはすべてのWebサイトへの掲載を禁止します。
＊ダウンロードした資料をもとに作成・アレンジされた個々の制作物の正確性・内容につきましては、当社は一切責任を負いません。
＊PC（Windows／Macintosh）、スマートフォン・タブレット端末（iOS／Android）でご使用いただけます。推奨環境の詳細につきましては、メディカ出版コンテンツサービスサイト「よくあるご質問」ページをご参照ください。
＊WEBページのロック解除キーは本書発行日（最新のもの）より3年間有効です。有効期間終了後、本サービスは読者に通知なく休止もしくは終了する場合があります。
＊ロック解除キーおよびメディカID・パスワードの、第三者への譲渡、売買、承継、貸与、開示、漏洩にはご注意ください。
＊図書館での貸し出しの場合、閲覧に要するメディカID登録は、利用者個人が行ってください（貸し出し者による取得・配布は不可）。

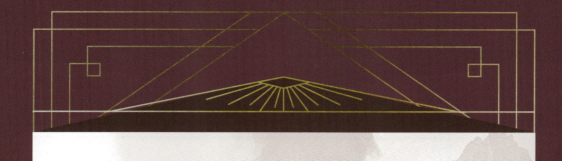

1章

手術の準備

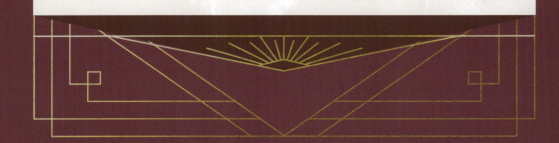

1章 手術の準備

1 術前の患者さんへの確認

術前の患者さんへの確認事項

永田眼科（以下、当院）では、通院手術の患者さんには術前の最終来院日に採血を実施し、その際に後述の内容を確認します。入院で手術を受ける患者さんには、外来での採血時や入院後既往歴を聴取する際に同様の内容を確認します。

患者さんの疾患に対する理解度

患者さんは医師より説明を受けて手術を申し込みますが、診察室では緊張していることも多く、説明を覚えていなかったり、聞きたいことが聞けなかったりする場合があります。

当院では看護師がパンフレットを用いて、患者さんが疾患について理解できているかを確認し、現在の状態や、なぜ手術が必要か、どのような手術をするかを説明します。

白内障手術を受ける患者さんには、眼内レンズの焦点をどこに合わせるかについても理解できているかどうかを確認します。また、術前・術後の流れ、術後の生活における注意点を説明し、点眼方法を指導します。

視力と視野

手術当日は、眼帯装用による片眼閉眼の状態での視力と視野を確認します。術式によっては術後数日間、かすみなどによる視力低下の状態で過ごすことになるため、非術眼のみで日常生活ができるかどうかの確認が必要です。また、患者さんの家族構成や協力体制を確認します。必要であれば術後の見え方のシミュレーションを行い、危険を防止できるよう指導します。

既往歴

当院では、おもに以下の既往歴を確認します。

心疾患

心疾患のある患者さんには、自覚症状の有無、現在は症状が落ち着いているかどう

か、最終の発作が起こったのはいつか、頓服の服用の有無を確認します。

糖尿病

糖尿病の患者さんには、血糖降下薬の内服の有無、インスリン注射の有無、低血糖発作の経験の有無を確認します。血糖降下薬を内服している患者さんや、インスリン注射を行っている患者さんには、手術室に入室する前に血糖値を測定します。

整形外科疾患

脊柱管狭窄症や頸椎症など、首・背中・腰・下肢の疾患の有無を確認します。

認知症

認知症のある患者さんには、手術を受けることを理解しているか、術中の安静を保持できるか、手術室に一人で入室できるかどうかを確認します。一人で手術を受けることが困難であると判断した場合は、家族に一緒に入室してもらい、手術中もベッドサイドで付き添ってもらいます。

α_1遮断薬内服の有無

前立腺肥大や高血圧、精神疾患などでα_1遮断薬を内服している場合、術中虹彩緊張低下症（intraoperative floppy iris syndrome；IFIS）が起こる可能性があります。IFISは白内障手術などの散瞳が必要な手術中に「灌流液による虹彩のうねり」「虹彩脱出・嵌頓」「進行性の縮瞳」を生じ、手術が行いにくくなります。この副作用は内服をやめて1年以上経過しても生じることがあります。手術時にIFISが生じた際に対応するための薬剤や器具を前もって準備するために、α_1遮断薬の服用の有無を確認します。

薬剤アレルギー

薬剤アレルギーの有無を確認します。洗眼に用いるヨード製剤や、術後に使用する抗菌薬に対するアレルギーがあれば代替薬を準備します。

手術前問診票、採血時観察など

手術前問診票や採血時には、以下のことを確認します。

日常生活動作（activities of daily living；ADL）

つえや車いすの使用の有無、歩行困難があるかどうかを確認します。また、手術室や手術用リクライニングベッドへ患者さん自身で移動できるかどうかも確認します。

難聴の有無・程度

患者さんが補聴器を使用している場合、補聴器が術中に濡れると故障の原因になる

ため外してもらいます。外した場合、大きめの声なら聞こえるか、まったく聞こえないかを確認します。まったく聞こえない場合は、正面視・下方視など、手術中に目を動かしてもらうときのサインを覚えてもらいます。

術中に一定時間、仰臥位を維持できるか

眼科手術は、術中、仰臥位で一定時間を過ごさなければなりません。脊柱後彎症（円背・亀背）や整形外科疾患のある患者さんには仰臥位になれるかどうかを確認することが必要です。

心疾患のある患者さんは仰臥位になると息苦しさを訴える場合があります。これは頭と下肢が心臓と同じ高さになるため心臓に血液が戻りやすくなり、心臓の負担が増えるためといわれています。そのため心疾患のある患者さんには、ふだんどのような体位で寝ているかを確認します。

閉所恐怖症の有無

術中は清潔な覆布が顔〜上半身全体を覆うため、閉所恐怖症の患者さんは息苦しさを感じたり、パニック状態になったりする可能性があります。閉所恐怖症の患者さんにはドレープテストを行い、必要であれば離被架や笑気麻酔の使用を検討する場合もあります。

術後の点眼

術後の点眼が自己管理できるかを確認します。とくに高齢の患者さんで自己管理できない場合は家族に協力してもらう必要があるため、家族構成を確認し、家人にも点眼指導を行います。

術眼の確認

当院では、手術当日は患者さんに名前・術眼・術式を明記した名札を付けてもらいます。

手術を行う左右眼の間違いを防止し、病名・術式を患者さんが理解しているかを確認するため「今日はどちらの目の手術ですか？」「今日は右眼の白内障の手術ですね」などと質問して、患者さん本人に答えてもらいながら術眼側の額に優肌絆®GS を貼ってマーキングします。テープには術前に点眼する点眼薬の種類（散瞳薬・縮瞳薬など）によって印を付けています。

[引用・参考文献]
1）眼科手術とケア　黄金マニュアル. 木村英也ほか編. 眼科ケア 2017 年秋季増刊. 大阪, メディカ出版, 2017, 248p.

執筆者：山本 愛

1章 手術の準備

2 感染症の予防・対策

手術時の手洗い

　手術時手洗いは、手指の皮膚常在菌を減少させ、手術中に手袋が破損した場合でも術野を汚染することのないように行います。

　以前は、ブラシやスポンジで数分間こすり洗いし、滅菌水で洗い流す「スクラブ法」が行われていましたが、皮膚を損傷し細菌が増えてしまう問題がありました。2002年のCDC手指衛生ガイドライン[1]の発表後、手指と前腕の汚れをせっけんと水道水で洗い流し、未滅菌ペーパータオルで水分をよく拭き取った後にアルコール手指消毒剤を乾燥するまで擦りこむ手指消毒（ウォーターレス法・ラビング法）が広まってきました。

　眼科で複数の手術を連続して行う場合は、初回の手術時手洗いではせっけんと水道水による手洗いとアルコール手指消毒を行い、2例目以降の手洗いはアルコール消毒のみでよいとされています（2009年WHOガイドライン[2]）。

手術時手洗いの手順（例）

①爪は短く切ります。マニキュア、ジェルネイル、ネイルチップは禁止です。時計や指輪などの装飾品は外します。
②水道水で手と前腕を濡らします。せっけんを手に取り、手のひら、手の甲、指間、手指、前腕をこすり、水道水で洗い流します。
③未滅菌のペーパータオルで水分を拭き取り、完全に乾燥させます。
④アルコール手指消毒剤を手のひらに取り、1回目は前腕まで、2回目は手首まで塗布して乾燥させます。

ガウンや手袋などの着方

　ガウンテクニックとは、ガウン・手袋・マスクなどを汚染しないように着脱する技術で、患者さんや医療従事者を感染から守るために重要です。

ガウン装着後は、ガウンの背部・腰から下は不潔と考え、滅菌手袋をした手で触らないようにします。手は腰から下におろさないよう注意します。
　医療従事者、患者さんにラテックスアレルギーがある場合は、ラテックスフリーの手術用手袋を使用します。

ガウンや手袋の着用方法（動画）

①介助者からガウンを包装の外側に触れないようにして受け取り、身体から離して肩部分を持って広げます。

②肩ひもの左右どちらかを持って伸ばし、介助者が肩ひもを持ったことを確認し、ガウンの袖に手を通します（図1）。もう一方の手も同様に袖を通します。

③介助者に肩ひもと腰の内ひもを結んでもらいます。

④滅菌手袋をオープン法で着用します。オープン法とは、指先を袖口から出して装着するやり方です。手袋は包装の外側に触れないように取り出し、内袋を開きます。手袋の外側に触れないように折り返し部分をつかみ、片方の手を入れます（図2）。次に、手袋をはめた手をもう片方の手袋の折り返し部分に差し込み、もう片方の手を入れます。手袋の内側に触れないようにして折り返し部分を伸ばし、ガウンの袖口にかぶせます。

⑤ベルトガードの介助者側を介助者に渡し、背中側を回してひもを引き抜き、腰ひもを結びます。手指を袖口の中に入れたまま手袋を装着するクローズド法の場合は、手を袖から出さないようにしておき、ここで手袋を着用します。

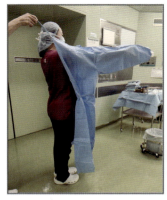

図1 ガウンの着用方法
介助者は左右どちらかの肩ひもを持っておく。

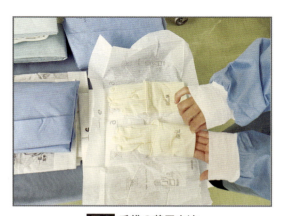

図2 手袋の着用方法
手袋の外側に触れないように折り返し部分をつかみ、片方の手を入れる。

手術室の環境整備

手術室を掃除する際は、術後にフローリングワイパーでごみを除去し、モップで拭きます。モップには水で希釈した高除菌洗剤を使用します。手術室の壁、無影灯、顕微鏡、モニター、コード類、いす、手術台の清拭を行います。また、年に2回、落下菌検査を行います。

感染性廃棄物の取り扱い

医療行為に使用したガーゼや注射針などのうち、血液や体液の付着により感染の可能性がある廃棄物のことを感染性廃棄物といい、一般の廃棄物とは別に処理する必要があります。性状に応じて3つに区分し、バイオハザードマークを付けて容器に密閉します（**表**、**図3**）。

患者さんへの点眼（手術数日前、術直前）

結膜嚢内の細菌を減少させ、感染のリスクを低減させるために、手術の2日前から患者さんに抗菌薬を術眼に点眼してもらいます。患者さんが点眼開始日を忘れないよ

表 感染性廃棄物の3区分

バイオハザードマークの色	性状	廃棄物の例	廃棄に適した容器
黄色	鋭利なもの	注射針、メス、アンプルなど	耐貫通性のある堅牢な容器
オレンジ色	固形状のもの	血液が付着したガーゼ、手袋、ガウン、点滴ルートなど	丈夫な二重のプラスチック袋または堅牢な容器
赤色	液状または泥状のもの	血液、血清、体液、組織など	廃液などが漏えいしない密閉容器

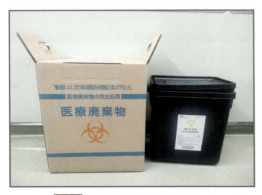

図3 感染性廃棄物の処理容器

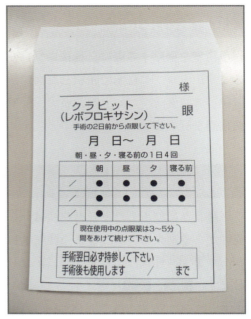

図4 点眼開始日を記入できる専用の点眼袋

うに、当院では点眼開始日を記入できる専用の点眼袋を作成し、患者さんに説明して渡します（図4）。残った抗菌薬は手術翌日に持参してもらい、残量を確認します。また、手術後も7日間使用してもらうよう説明を行います。

新型コロナウイルス流行後に変更した対策

　患者さんが手術室に入る際は、必ずマスクを着用してもらいます。また、使用したモニターコードをアルコール消毒剤で拭きます。

[引用・参考文献]
1) Centers for Disease Control And prevention. Guideline for hand hygiene in health-care settings. MMWR Recomm Rep. 51（RR-16), 2002, 1-56.
2) World Health Organization. WHO guidelines on hand hygiene in health care. 2009. 270p.

執筆者：玉井美沙

1章 手術の準備

3 手術の準備のコツ

手術機器や器具の準備のコツ

手術機器

　眼科手術で使用する機器は、白内障手術をはじめ硝子体手術、緑内障手術など、手術によって異なります。いずれの手術機器も正常に動作するかどうか、手術が始まるまでに確認しておきます。手術の進行に合わせてUSハンドピース、I/Aハンドピース、硝子体カッターなどをスムーズに手渡しできるように、コードが絡まないよう整理してトレー上にまとめておきます（図1）。

手術器具

　手術で使用する器具は、術式や術者に合わせて準備します。術者が顕微鏡下から目を離さずに器具を受け取れるように、使用する順番に並べておくとスムーズに手渡しできます（図2）。

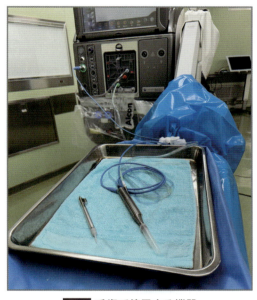

図1　手術で使用する機器
機器のコードが絡まないようにトレー上にまとめておく。

　永田眼科（以下、当院）は1日の手術件数が多く、手術ごとの患者さんの入れ替え時間が短いため、使用する器具は患者さんごとにカストに準備しています（図3）。使用する器具は小さく繊細なものが多いため、使用直前までキャップで保護したり、ガーゼの上に置いたりするなどして、器具の先端が当たらないように注意しています。

　また、誤投薬防止のため、薬剤別に注射器の色分けをしています。針やメスなどは針刺し事故に注意して慎重に扱います。

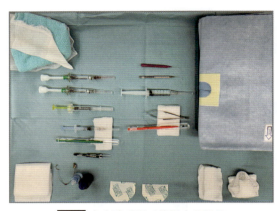

図2 白内障手術で使用する器具
術者にスムーズに手渡しできるように使用する順に並べておく。

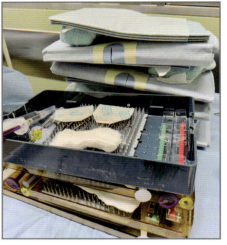

図3 患者さんごとにカストに準備した手術器具

患者さんの体位・座り方・頭の位置の調整

　患者さんに、眼科用手術台（いす型）に深く座ってもらい、腰と背中を背もたれにつけてもらいます。ヘッドレストの高さを患者さんの頭の位置に合わせてから、いすを倒します。円背がある場合は、肩や膝下に枕やタオルを入れて身体を支えます。

　仰臥位になったときに顔面が床と平行になるようにヘッドレストを動かして頭の位置を調整します。このとき、患者さんが顎を引いたり、顔が横に傾いたりしないよう注意します（図4）。

シーツ、ドレープの掛け方

シーツの準備

　手術で使用する機械台用シーツは症例ごとに交換し、滅菌済みの清潔な、防水性や撥水性のあるディスポーザブルシーツを使用します。シーツを掛けるときはしわができないようにしっかりと広げます。

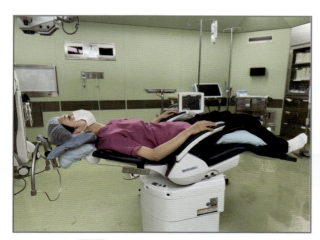

図4 手術体位・頭の位置の調整
眼科用手術台で仰臥位になり、顔面が床と平行になるように調整する。

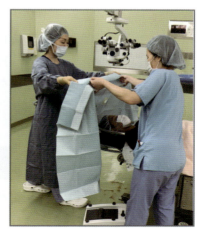

図5 ドレープを掛けている様子
外回り看護師はドレープが不潔とならないように端を持って広げる。

ドレープの準備

ドレープは、術野だけに穴が開いたディスポーザブル製品で、穴の周囲は粘着テープになっています。内側のテープを剥がし、皮膚から浮かないよう術眼の周りに隙間なく貼り付けます。外回りの看護師は、医師がドレープを広げやすいよう清潔な部分を触らないように注意してドレープの足側を受け取り、患者さんを覆うように広げます（図5、動画）。

洗眼の仕方

洗眼は皮膚の油成分を洗い流して術野を清潔にし、手術を安全に行うためにとても重要です。当院では、患者さんが眼科用手術台に臥床した状態で、顔を術眼が下になるように傾けてもらい洗眼します。

まず、受水器を顔と隙間ができないように当てます。0.05％に希釈したヒビテン®・グルコネート液20％（クロルヘキシジングルコン酸塩）をかけ流しながら、術眼の周囲の皮膚を洗います。

続いて、患者さんに両眼を開けてもらい、指でしっかりと開眼させて上眼瞼結膜→下眼瞼結膜→鼻側→耳側の順に、眼瞼縁をこすり洗いします。同様の順で、生理食塩

液で 16 倍に希釈したイソジン®液 10%（ポビドンヨード）でも洗眼します。角膜を擦過してしまうと角膜びらんを起こし、手術時の透見性低下、術後疼痛をひき起こすため、角膜をこすらないよう十分注意しながら洗眼します（図6）。イソジン®液 10% を含ませた綿球で眼周囲の皮膚を消毒します。眼瞼から外側に向かって広げるように行います。

開瞼器の種類

半切したフィルムドレッシングを上眼瞼、下眼瞼に貼ります。眼瞼を外反させて睫毛を外側に向けて押さえるように開瞼器をかけます。

開瞼器はワイヤー型・プレート型、バネ式・ねじ式・スライド式などのさまざまな種類とサイズがあり、術式や患者さんの眼瞼に合わせて選択します（図7）。フィルムで眼瞼縁を覆うようにして開瞼器をかけ、適切な幅に開いて固定します。

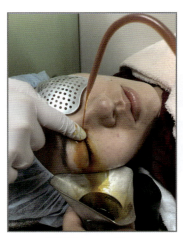

図6 洗眼の様子
洗眼液をかけ流しながら術眼周囲の皮膚の油成分を洗い流し、術野を清潔にする。

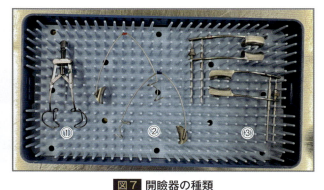

図7 開瞼器の種類
①ねじ式オープンリング型開瞼器、②ワイヤー型永田式開瞼器、③スライド式プレート型バンガーター氏開瞼器。

点眼麻酔

　キシロカイン®点眼液4％（リドカイン塩酸塩）を点眼容器に入れて準備します。作用時間は15分程度であるため、それより時間がかかる場合はテノン嚢下麻酔の併用や、点眼麻酔の追加を検討します（図8）。

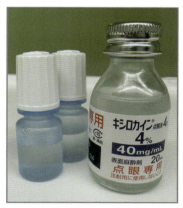

図8 点眼麻酔薬
手術室入室前と手術開始前に点眼麻酔を行い、手術時間に応じてテノン嚢下麻酔などを併用する。

執筆者：本田里奈

1章 手術の準備

4 患者さんの精神面のケア

手術前の患者さんの不安に対する心のケア

　眼科手術は、小児から高齢者まで、幅広い年齢層の患者さんが対象になります。永田眼科（以下、当院）では、局所麻酔により意識下で手術を行います。目に疾患をもつ患者さんの不安はとても大きく、計り知れないものです。スタッフは、患者さんが少しでも手術への不安や恐怖心を表現できるように接し、患者さんが安心、安楽な状態で手術に臨めるように配慮する必要があります。

　手術室前室では、「手術中に痛みなど、何かあれば声に出して教えてください」と説明し、スタッフが近くにいることを伝えます。患者さんの不安を増強させないよう、笑顔で穏やかに声掛けを行い、声の大きさにも注意して接します。

　耳の不自由な患者さんに対しては、前もって「手術中の合図」の説明を書いた用紙を渡し、安全に手術が進むよう配慮しています（図1）。

　また、手術を受ける患者さんの多くは、手術や麻酔の痛みに不安を感じています。そのような不安が強い場合には、笑気麻酔を使用することで痛みや不安の軽減を図ります。

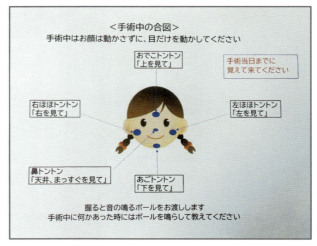

図1　「手術中の合図」の説明用紙

手術中の患者さんへの配慮

体位の調整

　手術室に入室後、眼科治療いすに座ってもらい、患者さんにとって安心、安楽な体位に調整します。円背が強い患者さんや腰痛のある患者さんに対しては、クッションやバスタオルを使用して体位を調整する場合もあります。手術室が寒い場合にはブランケットなどを使用します。

術中の患者さんとの関わり方

　手術室に入室すると、患者さんは緊張が高まる傾向にあります。また、頭部から膝部をドレープで覆われることにより、患者さんは不安な気持ちを伝えたり、表現したりすることが困難な状況となります。スタッフは患者さんのそのような状況を把握し、術直前から声掛けや下腿へのタッチングを行い、患者さんが少しでも安心できるように心掛けます（図2）。また、手術室内にクラシック音楽を流し、機械音やスタッフの声による緊張を和らげる工夫をしています。患者さんが希望する場合は、好きな音楽のCDを持参してもらい、術中に流すこともあります。

　当院では、患者さんが希望された場合に、リラックス効果を目的として両手にハンドトレーニングボールを握ってもらい、術中のやり場のない不安や緊張の緩和に努めています（図3）。

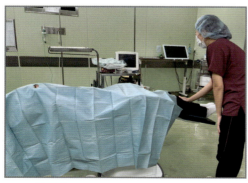

図2 患者さんを安心させるための下腿タッチング

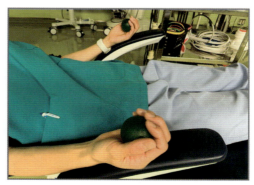

図3 リラックス効果のあるハンドトレーニングボール

話しやすい雰囲気づくりの工夫

　当院では、不安や恐怖心の強い患者さんには、術者がタイミングを見ながら話し掛け、手術の進行状況を伝えることで安心感を与えるよう努めています。また、痛みや姿勢などがつらくないかを確認し、患者さんが快適な状態で手術を受けられるように配慮しています。小児や認知症の患者さんに対しては、保護者や同伴者に手術室への入室を促し、患者さんの手を握って声掛けをしてもらうことで、患者さんに安心して手術に臨んでもらいます。

執筆者：塩谷久美子

2章

眼科の手術とケア

2章 眼科の手術とケア

1 白内障の手術

白内障とは

　白内障は水晶体が混濁した状態です（図1）。本来は透明な水晶体が混濁すると、光が通過しにくくなり乱反射するため、網膜上で鮮明な像が結べなくなります。その結果、かすんで見える、見えにくい、物が二重、三重に見えるなどの症状が現れます。白内障を根治させるには、混濁した水晶体を手術で取り除くしか方法がありません。

どんな手術？

　白内障手術では、濁った水晶体を取り除き、水晶体の代わりに眼内レンズを挿入します。手術の術式には、角膜や強膜を小さく切開し、水晶体を超音波で砕いて吸引する超音波水晶体乳化吸引術（phacoemulsification and aspiration；PEA、図2）、強膜と角膜を大きく切開し、水晶体嚢から分離させた水晶体を摘出する水晶体嚢外摘出術（extracapsular cataract extraction；ECCE）、水晶体を嚢ごと摘出する水晶体嚢内摘出術（intracapsular cataract extraction；ICCE）があります。最近ではほとんどの白内障患者さんにPEAが施行されます。そのため、本稿ではPEAについて解説します。

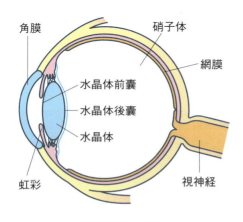

図1 目の構造

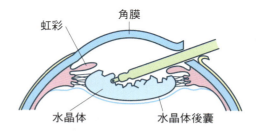

図2 超音波水晶体乳化吸引術
角膜や強膜を小さく切開し、水晶体を超音波で砕いて吸引する。

手術の適応

　白内障手術の適応は、全身疾患などの既往歴、患者さんの社会的背景、眼科検査の結果から総合的に判断しますが、一般的には白内障による視力低下が日常生活に支障を来したときに手術を考慮します。そのため、患者さんの生活パターンによって手術適応の時期は異なります。細かいものを見ることが多い人や、車を運転する機会が多い人は、早めに手術を受ける傾向にあります。また、白内障が進行することで、眼底検査や眼底疾患の加療に影響が出る場合や、隅角が狭く急性緑内障発作の発症が危惧される場合など、ほかの眼疾患に影響する場合は積極的に白内障手術を勧めることがあります。

眼内レンズ

　水晶体は網膜にピントを合わせる役割を担っているため、手術で水晶体を取り除くとピントが合わなくなります。そのため水晶体の代わりに眼内レンズを挿入します。

　眼内レンズの素材には、硬いものは PMMA（polymethyl methacrylate）と呼ばれるアクリル樹脂、柔らかいものはアクリル系とシリコーン系の2種類があります。現在最もよく使われているのは、柔らかいアクリル系素材からできた眼内レンズです。眼内レンズの直径は 6mm ですが、柔らかい素材のため折り畳んで 2〜3mm の創口から挿入します。

　眼内レンズは、機能の面から大きく分けて、単焦点眼内レンズと多焦点眼内レンズがあります（図3）。

単焦点眼内レンズ

　単焦点眼内レンズは、一つの距離にピントを合わせる眼内レンズです。ピントを合わせた距離以外のところは、眼鏡でピントを調整します。たとえば、遠くにピントが合う眼内レンズを挿入する場合は、術後に手元を見るための近用眼鏡が必要です。手元にピントが合う眼内レンズを挿入する場合は、遠くは裸眼で見づらくなるため遠用眼鏡が必要です。

多焦点眼内レンズ

　多焦点眼内レンズは、形状を工夫し（図3）、外から目に入ってきた光を距離別に振り分けることによって、2つ以上の距離（遠方と近方、遠方と中間と近方など）にピントが合うようになっています。白内障手術後にあまり眼鏡を使いたくない人、眼

眼科ケア　2025年春季増刊

鏡のかけ外しをしたくない人に向いています。しかし、複数の箇所に光を振り分けるため、単焦点眼内レンズと比べて見え方のシャープさが少し劣ります。暗い場所でライトを見ると、光の輪やまぶしさを感じることもあり、夜間の車の運転には注意が必要です。また、白内障以外の病気（たとえば緑内障や網膜疾患）の患者さんは多焦点眼内レンズの適応になりません。非常に細かいものを見るような職業の人にも向いていません。

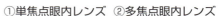
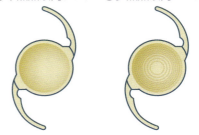

図3 眼内レンズ

　単焦点眼内レンズの手術は保険診療で行うことができますが、多焦点眼内レンズの手術は通常の健康保険は適用されません。現在は選定療養という枠組みで行われているため、手術費用の一部を患者さん本人に負担してもらう必要があります。

乱視矯正眼内レンズ（トーリック眼内レンズ）

　乱視矯正眼内レンズ（トーリック眼内レンズ）には、単焦点トーリック眼内レンズと、多焦点トーリック眼内レンズがあります。乱視矯正により術後の裸眼視力がよくなります。トーリック眼内レンズの適応があるかどうかは、術前検査に基づき医師が決定します。単焦点トーリック眼内レンズの手術は、通常の白内障手術の費用で受けることができます。

　術前検査結果を基に医師と相談して、患者さん自身が自分のライフスタイルに合った眼内レンズを選択する必要があります。

手術時間

　手術時間は15分程度と短いですが、難症例では延長する場合があります。しかし通常は短時間で複数症例の連続手術となるため、使用済み器具の分別廃棄と清潔器具への入れ替え、スムーズな患者さんの入退室に工夫が必要です。入室時は自立歩行か、つえ歩行か、または車いすなのか、退室時は術眼の片眼帯で自立移動が可能かどうかなど、円滑な誘導を行うために手術室スタッフと病棟・外来スタッフとの情報共有が大切です。

術前のケア

患者さんへの術前の説明

　白内障手術が決まったら、今後の流れを患者さんに説明します。永田眼科（以下、当院）では、今後の予定を記載した「説明シート」を渡しています（図4〜6）。「説明シート」には、一般的な白内障手術の方法と合併症を説明する手術説明会の日程、術前検査予定日や手術予定日を記入でき、手術当日までの予定と準備、当日の流れと注意点、術後の予定と日常生活における注意点などを時系列に沿って確認できるようになっています。「説明シート」は各施設の術前後計画に基づいて自施設で作成するとよいでしょう。

術前聴取

　当院では術前検査終了後に「説明シート」を使って、手術準備や注意点、今後の予

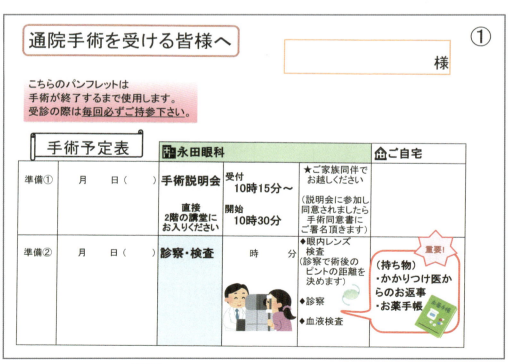

図4　説明シート①（通院手術を受ける皆様へ）

		🏥永田眼科			🏠ご自宅	②
手術2日前	月　日（　）	📞　　～　　にお電話下さい 手術時間をお知らせします			クラビット点眼 【　】4回/日開始 術後も使用しますので保管して下さい	
前日	月　日（　）				手術のために清潔にします！ ・入浴、洗髪、爪切り マニキュアの除去 整髪料はつけないでください	
手術日	月　日（　）	来院時間	時　　分	★1階で受付後 番号札をもらい ⇩ 付添と共に 2階病棟へ	・朝までクラビットを 点眼してください ・石鹸で 洗顔をして 何もつけずに お越しください	
	眼	絶飲食時間	時　　分			
	『手術のためのチェックリスト』を参考にご準備ください！	手術時間	時　　分	およそ（　　）分 ぐらいの予定	【術後】 30分後水分OK 1時間後食事OK	
術後1日目	月　日（　）	診察	9 時頃来院	・眼帯を外します ・点眼の説明 ・保護眼帯購入	・洗顔×、洗髪× ・首下の入浴OK ・点眼開始 ・（日中）保護メガネ 　（夜間）保護眼帯	
術後3日目	月　日（　）	検査・診察	診療受付 時間内に来院		【診察後】 洗顔、洗髪 OK	
術後7日目	月　日（　）	検査・診察	診療受付 時間内に来院		・保護眼帯終了	

図5 説明シート②（手術前後の予定表）

定について個別に説明し、全身状態について聴取します。患者さんは高齢者が多いため、術前に全身疾患の既往と加療の現状について把握しておくことが必要です。また、術前準備や術後の点眼加療について家族にも協力してもらえるかどうかを確認します。手術は仰臥位で施行するため、術中に静止位で安楽な体位が保てるように、円背や麻痺などがないか全身を観察するとともに、患者さんの日常生活の様子を聴取することも必要です。当院では、聴取した内容、手術日、術眼、バイタルサインなどを「手術準備チェックカード」（**図7**）に記入し、手術室スタッフと病棟・外来スタッフとの情報共有に役立てています。

手術当日の入室までの流れ

バイタルチェック

　手術当日は手術予定時間の1時間半前に来院してもらい、当日の体調、食事、内服の確認をしながらバイタルチェックや散瞳薬などの術前点眼をします。

眼科ケア　2025年春季増刊

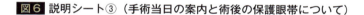

図6 説明シート③（手術当日の案内と術後の保護眼帯について）

術前オリエンテーション

　術前待合室で待機している間に術衣の着方、手術室の様子（ベッドの形状、眼周囲の消毒、ドレープの形状）について、説明音声付きの動画を見てもらい、手術室内をイメージしてもらうことで不安軽減に役立てています。同時に自己点眼方法についての説明音声付き動画を見てもらい、自己点眼の練習と個別での点眼指導をしています。過去に、白内障術前オリエンテーションにおけるDVDの活用は時間短縮および看護の質の向上につながったと報告されています[1]。当院でも、動画の視聴が点眼手技の獲得に有効であったことを報告しています（瀧川ら、第38回日本視機能看護学会総会）。通院手術では、外来看護の介入による点眼指導の重要性がとても高いです。個々の患者さんの理解度に合わせて動画を活用してもよいでしょう。

手術準備チェックカード

ID		フリガナ 氏名					才		Kg	4%キシロカイン	( )	

日付	/	IOL 種類・power		( )	日付	/	IOL 種類・power			( )	

術式 □右 □左 ( )　　□右 □左 ( )

点眼 □散瞳　□縮瞳　□基礎　　□散瞳　□縮瞳　□基礎

ミドP渡し □可　□不可　　□可　□不可

処方	内服	ケフレックス □分3 □分2 □分1 □無-	□分3 □分2 □分1 □無	アレルギー・禁忌薬剤
	ロキソニン	□有 □無 □変更 ( )	□有 □無・□変更 ( )	
	変更	( ) □分1	( ) □分1	

採血 / 　TPHA ( ) 　HB ( ) 　HCV ( )

内科 □抗血栓剤　□抗凝固剤　□血管拡張剤
( ) / ～ □中止 □続行

視力 □不要 ・□要 最終検査日 / 　再検日 □前々日 / 　□当日 /

IOL	内皮数	□OK ・ □要注意 ( )
	予定屈折	□遠 ・□近 ・□その他 ( )
	□眼軸 ・ □パワー確認 ・ □IOL在庫確認	

難聴 □有 ・□補聴器 □右 ・ □左 　貴金属 □有 ・ □無 　眼の変化 □有 ・ □無

血糖	NGSP (%)	血糖測定器持参 □有 ・ □無
	食事時間 :	食事時間 :
	: BS ( )→ ( )	: BS ( )→ ( )

OP前バイタル BP / → BP / 　BP / → BP / ( )
P= 不整（□+ ・□−） T= ℃ P= 不整（□+ ・□−） T= ℃

散瞳 □充分 ・ □やや不充分 ・ □不充分 　□充分 ・ □やや不充分 ・ □不充分

縮瞳 □充分 ・ □やや不充分 ・ □不充分 　□充分 ・ □やや不充分 ・ □不充分

既往歴	眼科既往歴	内科既往歴
		( ) ( )

図7 手術準備チェックカード

必要な手術機器・器具

手術装置

　手術までに白内障手術で使用する装置（図8）をセッティングします。手術装置に手術用カセットと眼灌流液をセットし、USハンドピース、I/Aハンドピースにそれぞれ US チップ、I/A チップをつけ、スリーブを装着します。USハンドピースのコードを装置に装着し、カセットから吸引・灌流チューブをハンドピースに接続し、テストチャンバーをつけて US ハンドピースのチューニングを終わらせておきます（図9）。

手術器具

　図10 は清潔ワゴンに器具を並べた写真です。写真手前が介助者側、写真奥が術者側です。先に使うものを術者側である右奥に配置しています。結膜消毒と皮膚消毒が終わったら、①ふき取りガーゼを使用し、手術用ドレープをかけた後に、②眼瞼と睫毛が露出しないようにテガダーム™を貼付、③ドレーン用ガーゼを配置、④開瞼器を装着します。⑤PA・ヨード点眼・洗眼液（ポリビニルアルコールヨウ素）を使うと右奥の物品はすべてなくなり、器具の手渡しが容易になります。清潔ワゴンの左側は眼

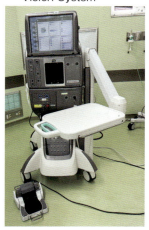

図8　白内障・硝子体手術装置

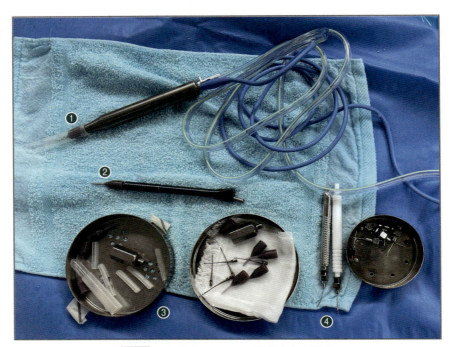

図9 手術装置のトレーに準備された器具

❶USハンドピース：ハンドピースの先にUSチップとスリーブが装着され、テストチャンバーが装着されている。コードと灌流・吸引チューブが接続されてチューニング済みの状態である。
❷I/Aハンドピース：ハンドピースの先にI/Aチップとスリーブが装着されている。
❸予備のチップとスリーブ
❹バイマニュアルI/A：灌流と吸引が別々になっている

内レンズのセッティングや使用済み器具分別の作業スペースにします。

　図10-⑧～⑱ は強角膜一面切開もしくは角膜切開のときに使用する器具です。使用器具は使う順、手渡しする順に奥（術者側）から並べると手渡ししやすくなります。⑨MVRナイフや⑭スリットナイフは刃先が接触しないよう手渡しする直前にケースから出します。先を曲げた⑬チストトーム針や⑯ハイドロダイセクション用ヒーロン針は接触により刃先が変形しないよう先端を出してガーゼの上に固定しています。

　図11 は各種眼内レンズのプリロードシステムもしくはインジェクターです。眼内レンズがすでに装填されているもの、眼内レンズを装填する必要があるものなど、眼内レンズの種類（メーカー）によってセッティング方法が異なるため、それに応じた器具、粘弾性物質の準備が必要です。

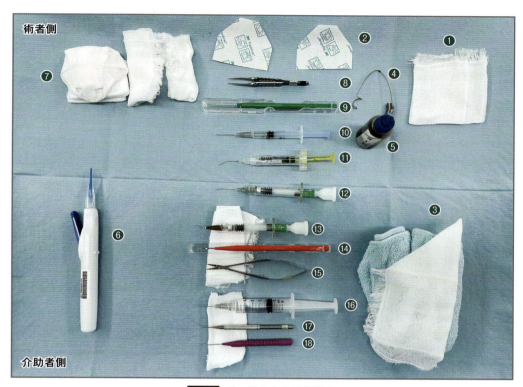

図10 ガーゼを含む手術器具

❶滅菌ガーゼ：皮膚消毒後の拭き取りに使用する。
❷3M™ テガダーム™（スリーエム ジャパン）：穴あき眼科用ドレープを掛けた後、皮膚と睫毛が術野に露出しないよう睫毛と一緒に上下眼瞼に貼付する。
❸ガーゼと吸水用布：ドレーン用ガーゼとパウチなしドレープのため吸水用布である。
❹永田式開瞼器（イナミ）
❺ヨード点眼液（PA・ヨード点眼・洗眼液）
❻眼内レンズ：Clareon®眼内レンズ AutonoMe®オートプリロードデリバリーシステム（日本アルコン）
❼眼帯ガーゼ
❽角膜縫合鑷子（はんだや）
❾MVRナイフ（MVR-ランス、マニー）
❿ヒーロン針付きキシロカイン®注射液1％入りシリンジ（前房内麻酔用）
⓫ヒーロン針付き粘弾性物質（ビスコート™0.5眼粘弾剤、角膜内皮保護用分散型粘弾性物質）
⓬ヒーロン針付き粘弾性物質（オペリード®1.1眼粘弾剤1％、前房保持用凝集型粘弾性物質）
⓭チストトーム針（26G針）付き粘弾性物質（オペリード®1.1眼粘弾剤1％）
⓮スリットナイフ（スリット・アングル付、マニー）
⓯スプリングハンドル式剪刀（イナミ）
⓰ヒーロン針付き灌流液入りシリンジ（ハイドロダイセクション用）
⓱核分割スパーテルKヴァージョン（イナミ）
⓲シンスキー氏眼内ポジショニング用フック（イナミ）

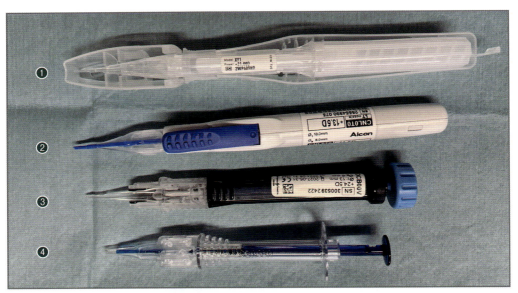

図11 インジェクターとプリロードシステム
❶ Vivinex™ iSert®（ホヤ）
❷ Clareon® AutonoMe®（日本アルコン）
❸ TECNIS Simplicity™ Delivery System®（エイエムオー・ジャパン）
❹ エタニティーアクセス イーズ®（参天製薬）

手術中の心得

■「術者と一緒に手術をする」という気持ちで介助に臨む！

　手術をするのは術者だけではありません。短時間の手術は、状況にあった適切な介助があってこそ可能となります。介助者は術者と同じリズムと呼吸で「一緒に手術をする」という気持ちで介助に臨みましょう。白内障手術と一言で言っても、術者や患者さんの白内障の程度によって切開方法や使用器具は異なります。術者には好みや癖がありますが、手術手技には必ず理由があります。なぜそのときその手技を行い、その器具を使うのかが理解できると、手術介助はとても面白くなります。目の前の手順だけに捉われず、術者と一緒に手術をしましょう！

手術の流れ（動画）

手順 ❶　サイドポートを作製する

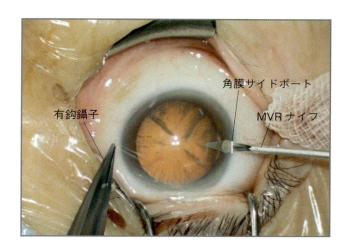

　MVRナイフやストレートナイフで角膜にサイドポートを作製します。強角膜3面切開による白内障手術の場合は、この手技の前にスプリングハンドル式剪刀で結膜を切開し、フェザーメスで強膜を半層切開、クレセントナイフで強角膜トンネルを作製します。

■ 介助者にしてほしいこと

　短時間でナイフを受け渡しするため手指に刃先が接触しないよう十分注意しましょう。ナイフと一緒に鑷子を持つ場合は手渡しの準備をします。強角膜3面切開の場合は結膜・強膜を切開するため出血しますが、創の深さが重要であるため、視認性が落ちないように出血を灌流液で流したり、吸水スポンジM.Q.A.（イナミ）で拭いたりします。

手順❷　前房内麻酔と粘弾性物質を注入する

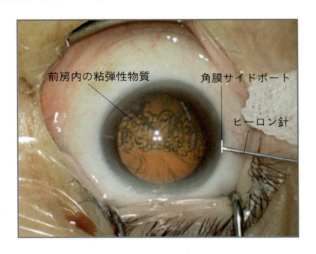

　前房内に麻酔薬（キシロカイン®注射液1%〔リドカイン〕）を入れます。強角膜3面切開の場合は結膜切開後にテノン囊下麻酔（キシロカイン®注射液2%〔リドカイン〕）をするため、この手技はありません。次に角膜内皮細胞保護と前房保持のための粘弾性物質を入れます。角膜内皮細胞保護用と前房保持用に分散型と凝集型の2種類の粘弾性物質を使う場合があります。

■ 介助者にしてほしいこと

　空気が眼内に入ると見えにくくなり、次の手技に影響します。前房内麻酔薬や粘弾性物質には空気が入らないようにセッティングします。

手順❸ 前嚢を切開（連続円形切囊）する

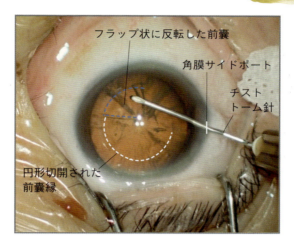

　サイドポートから注射針（26G 針）を曲げて作ったチストトーム針を挿入し、水晶体前嚢を円形に切り取ります（連続円形切囊：continuous curvilinear capsulorrhexis；CCC）。チストトーム針は、術者が注射針を曲げて作製する場合や、すでに曲げた状態で販売されているものを使う場合があります。また、サイドポートから挿入できる前囊鑷子を使用する場合や、次の 手順❹ で作製するメインポートから挿入する前囊鑷子を使う場合もあります。

■ 介助者にしてほしいこと

　前嚢を確実に円形切開することは以降の手技を安全に行うために必須であり、術者がとくに注意を払う手技です。前嚢切開の途中でチストトーム針から前囊鑷子に持ち替えたり、追加の粘弾性物質を入れたりすることがあるため、術野に注目して追加の器具が必要になった場合に備えます。介助者は角膜が乾燥しないように水をかけます。このときに水がたまって視認性が落ちないように注意します。

手順❹　角膜創を作製する

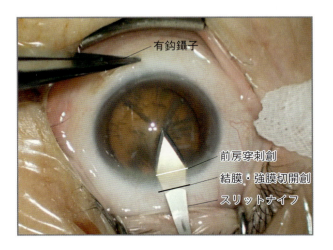

スリットナイフでメインポートを作製します。強角膜3面切開の場合は、強角膜トンネルからスリットナイフを前房内へ刺入します。強角膜1面切開の場合は結膜・強膜からスリットナイフを前房内へ刺入します。角膜切開の場合は角膜からスリットナイフを前房内へ刺入します。最初のサイドポート作製（手順❶）の際に角膜創を一緒に作製する場合もあります。眼球を固定するために、スリットナイフを持っている手と反対の手に鑷子を持ちます。

■ 介助者にしてほしいこと

創の深さや長さが以降の手技における前房の安定性や創の閉鎖に重要であるため、刺入時に視認性が悪くならないよう角膜に水をかけます。手術方法によってサイドポート作製、前嚢切開、メインポート作製の順番が異なることがあります。複数の術者がいる施設では手順に注意しましょう。

手順❺　ハイドロダイセクションを行う

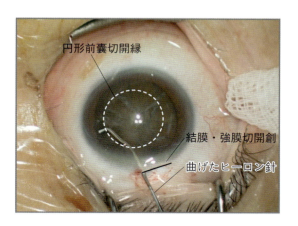

　水晶体嚢と水晶体を灌流液の水流で分離します。CCCで円形に切開した前嚢の下にハイドロカニューラやハイドロ針、折り曲げたヒーロン針をすべりこませて注水します。

■ 介助者にしてほしいこと

　灌流液のシリンジと針の中に空気が入らないようにセッティングし、針が外れないよう確実に接続します。

手順❻ 超音波水晶体乳化吸引術（PEA）を行う

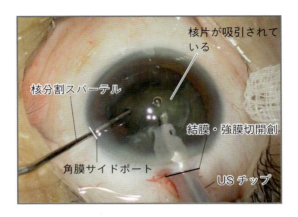

USハンドピースを使い、USチップをメインポートから挿入して水晶体核を吸引します。USチップと、サイドポートから挿入した核分割フックやフェイコチョッパーで水晶体核を分割しながら吸引します。

■ 介助者にしてほしいこと

USハンドピースに灌流チューブと吸引チューブが確実に接続されていることを確認します。術者がハンドピースを手にしたときにチューブやコードが絡まないかも確認しましょう。術者はハンドピースを持っている手と反対の手にフックやチョッパーを持つため、術者が手術用顕微鏡から目を離さなくてよいように、器具を確実に手渡しします。

■ 起こりやすいトラブル

USチップとハンドピースの接続不良、灌流・吸引チューブとハンドピースの接続不良や白内障手術機器のセッティング不良などに、このタイミングで気付くことがあります。短時間で多数の患者さんの手術を行う場合も、手術前に機器のセッティングを確認できる手順を作りましょう。

手順 ❼ 水晶体皮質を吸引する

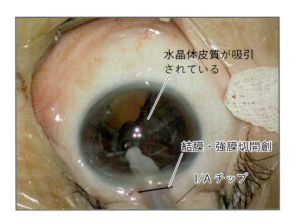

水晶体皮質が吸引されている
結膜・強膜切開創
I/Aチップ

　I/Aハンドピースを使いI/Aチップをメインポートから挿入して水晶体皮質を吸引します。吸引しにくい場合は、吸引と灌流が別々のハンドピースになっているバイマニュアルI/Aを2カ所のサイドポートからそれぞれ挿入して皮質を吸引する場合があります。

介助者にしてほしいこと

　USハンドピースからI/Aハンドピースに灌流チューブと吸引チューブをつなぎかえるため、チューブが確実に接続されていることを確認します。術者がハンドピースを手にしたときにチューブが絡まないかも確認しましょう。

手順 ❽　眼内レンズを挿入する

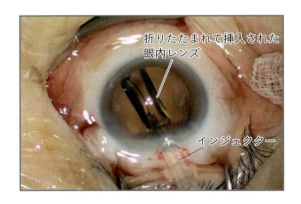

折りたたまれて挿入された眼内レンズ

インジェクター

　水晶体嚢内と前房内に粘弾性物質を注入して眼内レンズを挿入する空間を保持し、メインポートから眼内レンズを水晶体嚢内に挿入します。眼内レンズには、鑷子で折って挿入するもの、インジェクターに装填して挿入するもの、カートリッジに装填してからインジェクターにセットするもの、すでにインジェクターに装填されているものがあります。眼内レンズ挿入後は、サイドポートからフックなどを挿入してレンズの位置を調節します。

■ 介助者にしてほしいこと

　術前に、カルテから眼内レンズの種類と度数を確認しておきます。手術当日はどんなに忙しくても、外回りのスタッフと術者で、挿入する眼内レンズの種類と度数を呼称と目視で確認しましょう。眼内レンズの種類によって、挿入方法やカートリッジ・インジェクターへの装填方法が異なるため、それぞれの種類に合った必要器具を準備します。

手順 ❾ 粘弾性物質を除去し、眼圧を調整する

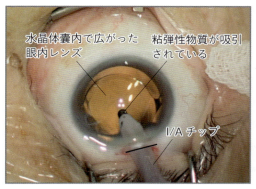
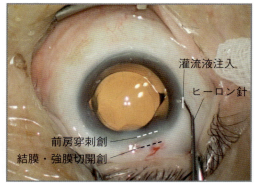

　眼内レンズ挿入後、前房内と水晶体嚢内の粘弾性物質をI/Aチップで吸引します。吸引後はサイドポートから前房内に灌流液を注入して眼圧を調整します。PEAの創口は小さいため灌流液で角膜に浮腫を作ることで創が閉鎖されることが多く、ポートから漏れがないことをM.Q.A.で確認したり、眼圧保持を確認したりして手術終了としますが、漏れがある場合は創を縫合することがあります。

■ 介助者にしてほしいこと

　最後に、眼圧を調節するための灌流液シリンジに空気が入らないようセッティングします。難症例では手術時間が長くなり、メインポートの創口が閉鎖不良となる場合があります。「縫合します」と言う術者と同じ気持ちで最後まで一緒に手術をしましょう！

術後のケア

手術当日の帰室後

手術室から退室後、患者さんに痛みや気分不良の有無を確認し、バイタルサインを測定します。血圧が上昇している患者さんにはベッドで30分ほど安静を促し、血圧下降を確認してから帰宅の準備をしてもらいます。非術眼の視力が不良の患者さんには、ベッドで30分ほど安静を促し、ガーゼの眼帯から透明プラスチック眼帯へ変更して家族と一緒に帰宅してもらいます。通常、白内障手術の術後に鎮痛薬を必要とするような痛みはありませんが、術後の違和感への不安などを傾聴します。

術翌日以降

術後通院

当院では、術後7日目までの通院患者さんには診察券のほかに「術後カード」を渡し、受診時に受付に提出してもらうことで一般の患者さんと区別できるようにしています。術後早期の患者さんであるという情報をスタッフ全員で共有し、待ち時間の短縮や術後診察の案内に配慮します。

術後ケアの説明

当院では術翌日の診察後に、術後点眼の種類と自己点眼方法、保護眼帯について説明音声付きの動画を患者さんに視聴してもらいます。退院時指導におけるDVDの視聴は、術後のイメージ化に有効で術後の不安が具体化されたという報告があります[2]。当院においても、動画の視聴が疑問点の明確化や術後注意点の理解に有効であったことを報告しています[3]。説明の統一化や、患者さんが「待ち時間が長い」と感じる「感覚的待ち時間」の短縮にも有効です。術後ケアの説明に動画を活用してもよいでしょう。

点眼指導

前述の動画を視聴してもらった後、動画に関する疑問点に対応するとともに術後点眼について「点眼シート」（**図12**）を使って個別に説明します。術後点眼のほかに、術前から継続して点眼している薬剤の種類も記入しておくと、より点眼アドヒアランスの向上に役立ちます。

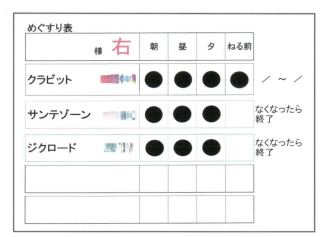

図12 点眼シート

術後の緊急連絡

　白内障手術後の見え方は、ほかの眼疾患の合併の有無により異なります。しかし、強い眼痛や急激な視力低下が起こったときは、早急な対処が必要です。患者さんにはそのような症状が現れたらすぐに連絡するよう説明しておきましょう。

術後不安の傾聴

　患者さんは、診察室で聞けなかった日常生活上の注意点についてスタッフに尋ねることがあります。そのときに、手術時に感じた不安などを訴えることもあります。不安を傾聴し、カルテに記載してスタッフで共有しましょう。日常生活については「説明シート」に記載している内容はどの患者さんにも共通する事項ですが、個々のライフスタイルに合わせた対応が必要です。

[引用・参考文献]

1) 大塚渉ほか．白内障術前オリエンテーションにおけるDVD導入の効果：高齢患者の手術に対する理解度の向上と、看護師の業務の効率化を目指して．看護管理．30（3），2020，276-279．
2) 重冨恵子ほか．THA術後の脱臼予防教育：退院指導用DVD作成後の視聴の効果．山口大学医学部附属病院看護部研究論文集．82，2007，110-112．
3) 堀口彩ほか．白内障手術後説明に動画導入した効果の検討．日本視機能看護学会誌．9，2024，17-20．

執筆者：柴田真帆

2章 眼科の手術とケア

2 後発白内障のレーザー手術

後発白内障とは

　白内障手術後、しばらくたってから、ふたたびかすんで見えるなど、視力が低下することがあります。白内障手術では眼内レンズを水晶体嚢内に固定しますが（図1）、この水晶体嚢が術後、数カ月から数年で混濁してくることがあります。これは水晶体嚢に残った水晶体上皮細胞が時間とともに増殖し、線維化することが原因であり、後嚢の混濁を来します（図2）。混濁がごく軽度のものを含めると、白内障手術後に多くの患者さんに後嚢混濁を認めます。後嚢混濁により、視力低下や単眼複視、目のかすみなど、視機能が低下するものを後発白内障と呼びます。

どんな手術？

　後発白内障は、レーザー手術により治療が可能です。ヤグレーザーを用いて、レーザーによる衝撃波で混濁した水晶体後嚢を切開します。

手術の適応

　水晶体後嚢の混濁が軽度であれば、視力低下や目のかすみなどの自覚症状も軽度で

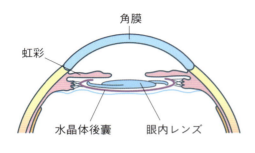

図1 眼内レンズの固定

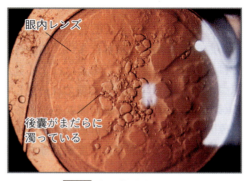

図2 水晶体後嚢の混濁

あることが多いため、経過観察となります。混濁が水晶体後嚢の中心や瞳孔領に掛かるようになると視力低下が進行するため、ヤグレーザーによる後嚢切開術を考慮します。

手術時間

ヤグレーザーによる後嚢切開術の手術時間は数分です。術前に日常生活を制限したり、内服薬を調整したりする必要はありません。術前に散瞳するため、手術当日は患者さんが車で来院していないことを確認します。また、左右のどちらの目に手術を行うかを患者さんと一緒に確認します。

手術について具体的に説明し、患者さんの不安を和らげる

後発白内障の病状と原因を理解できていて、治療に同意していても、手術への不安が強い患者さんは多いです。そのため、手術は通常の外来診察と同じように座位で行い、細隙灯顕微鏡の顎台に顎を固定して施行すること、静止位と正面視を保つこと、術中は痛みがないことを説明しましょう。

術前点眼

術前は十分な散瞳が必要です。散瞳薬を点眼するとともに、術後の眼圧の上昇を避けるために、アイオピジン®UD点眼液1％（アプラクロニジン塩酸塩）を投与する施設が多いです。点眼の手順を決めておくと、間違いやミスを避けられます。

術直前は、術眼と散瞳状態を再確認します。患者さんが術中に座位で静止位を保てるように、円背や片麻痺、車いす、杖歩行の患者さんには、とくに介助が必要です。

必要な手術機器・器具

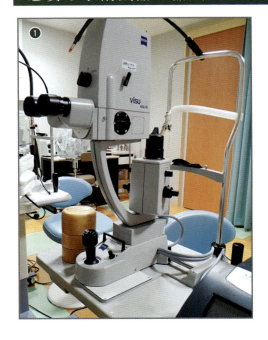
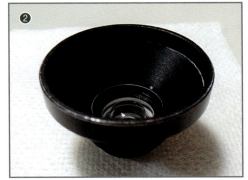

❶ビズラス ヤグ Ⅲ（カールツァイスメディテック）
❷ヤグレーザーレンズ

　施設によって使用する機器は異なりますが、永田眼科（以下、当院）では、ビズラス ヤグ Ⅲ（カールツァイスメディテック）を使用します。

◇◆◇ 手術中の心得 ◇◆◇

┃個々の患者さんに合った介助を心掛ける！
　術中は、それぞれの患者さんに合った介助を行います。患者さんが静止位を保てるように、足の踏ん張りや両手のにぎり棒の把持を介助します。円背や片麻痺の患者さんには、とくに注意が必要です。術中は後頭部をバンドでしっかりと固定する必要がありますが、静止位と固視の重要性を説明すると、痛がらずに受け入れてくれます。手術は短時間ですが、患者さんが楽に静止位を保てるように、工夫しましょう。

手術の流れ

手順❶　ヤグレーザー用接眼レンズを装着し、レーザーを照射する

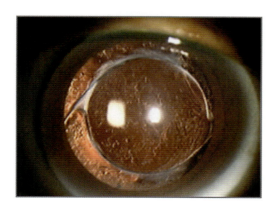 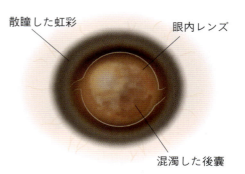

散瞳した虹彩　　眼内レンズ

混濁した後囊

　術前に十分に散瞳薬を点眼し、アイオピジン®UD点眼液1％（アプラクロニジン塩酸塩）の点眼と、点眼麻酔を行います。細隙灯顕微鏡による診察のときと同じように、患者さんにいすに座ってもらい、顎を顎台に、額を額当てに固定します。次に、患者さんにヤグレーザー用の接眼レンズを装着しますが、角膜に接触する側にレンズ装着補助剤であるスコピゾル®眼科用液を数滴入れてから装着します。
　ヤグレーザーの焦点を水晶体後囊に合わせてレーザーを照射し、水晶体後囊を切開します。

■ 介助者にしてほしいこと

　患者さんの体動や固視不良によりレーザーの焦点がずれると、後囊切開ができず、眼内レンズにレーザーが照射され、眼内レンズに傷が付くことがあります。そのため、座位でしっかりと正面視ができるような体位と頭部固定の介助が大切です。

手順❷　水晶体後嚢を切開する

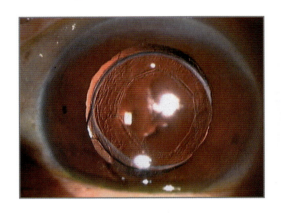
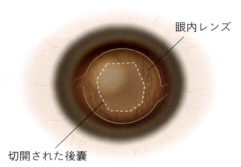

眼内レンズ
切開された後嚢

　水晶体後嚢を切開すると、眼内レンズの後ろにある水晶体後嚢に穴が開いた状態となります。1回の照射で小さな穴が開くため、上下左右に広げていくように、続けて照射します。十分な大きさに切開できたら、ヤグレーザー用の接眼レンズを外し、手術終了です。

■ 介助者にしてほしいこと

　手術が終了したら、スコピゾル®眼科用液を洗い流すために洗眼します。術直後は血圧が下がり、気分不良となる患者さんもいるため、すぐにいすからの移動を勧めず、様子をみましょう。

術後に注意すべきこと

　当院では、後発白内障のレーザー後嚢切開術の説明シートを作成し、手術を受ける患者さんに渡しています（図3）。また、術後の注意点として、患者さんに後述の点を説明しています。
- 術後は切開した後嚢が浮いているため、飛蚊症のように黒いものがふわふわと見えることがあるが、時間がたつと吸収されるため、心配する必要はないこと。
- 術後は炎症を抑える点眼薬が処方されるため、指示通りに点眼すること。
- 日常生活（入浴、仕事、運動）には制限がないこと。

・次回は予約通りに通院してもらうこと。

　図3 の説明シートに記載している内容は、どの患者さんにも共通の事項ですが、ほかに継続するべき点眼薬の有無や、次回の通院予約などは患者さんによって異なるため、それらも確認できるようにしておくとよいでしょう。

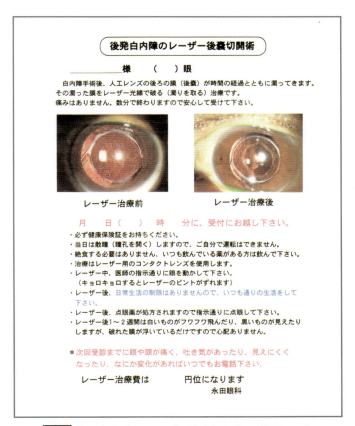

図3 後発白内障のレーザー後嚢切開術の説明シート

執筆者：柴田真帆

2章 眼科の手術とケア

3 裂孔原性網膜剥離の硝子体手術

網膜剥離とは

網膜剥離とは、網膜裂孔を通じて硝子体の液性成分が網膜下に流れ込むことにより、網膜が剥離する病気です。

どんな手術？

網膜剥離の手術は、網膜裂孔を閉じることが目的となります。硝子体の液化による後部硝子体剥離が原因の網膜剥離の場合は、変性した硝子体を取り除いて網膜にかかる牽引力をなくし、裂孔を閉鎖する硝子体手術が選択されます（図1）。50歳以上の患者さんに硝子体手術を行うと、1年以内に白内障手術が必要となる場合が多いです。とくに60歳以上の患者さんにその傾向が強く、白内障手術と硝子体手術を同時に行うことが一般的となっています。本稿では、白内障手術と硝子体手術を同時に行う場合の手術の手順を解説します。

手術の手順は、硝子体を切除した後、裂孔から網膜下液を吸引しながら液空気置換を行い、網膜を気体で伸展、復位させます（図2）。その後、裂孔の周囲をレーザーで凝固します。レーザーの瘢痕が完成して裂孔が閉鎖するまでに約1週間かかるため、

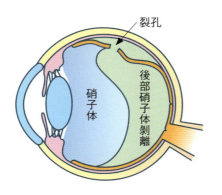

図1 後部硝子体剥離のある網膜剥離

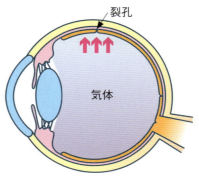

図2 気体によるタンポナーデ

患者さんには、その間はできるだけ指示された体位を保ってもらう必要があります。

手術の適応

後部硝子体剝離（posterior vitreous detachment；PVD）のある網膜剝離では、網膜を内方に牽引している硝子体を除去する目的で、硝子体手術を選択します。一般的には、中高年以降のPVDのある患者さんが適応となります。

手術時間

手術時間は症例によって異なりますが、1時間程度です。

術前に注意すべきこと

術前は患者さんに安静にしてもらうことが必要です。網膜剝離を進行させないために、網膜裂孔が下にくるような姿勢で安静を保ちます。とってもらう姿勢は症例によって異なるため、主治医への確認が必要です。黄斑部が剝離している場合は、病気が治っても、ゆがみなどの症状や視力障害が残ることがあるため、術前に患者さんにしっかりと理解してもらうことが重要です。

手術当日は、患者さんに腰痛や関節痛の有無を確認し、術中の体位を整えます。患者さんには、痛みがあるときは自分で調整せず、スタッフに声を掛けてもらうこと、尿意があるときは早めに知らせてもらうことを説明します。1時間も臥位を続けると、苦痛が発生してきます。そのため、スタッフは安楽な体位作りを心掛けることが大切です。

眼科ケア　2025年春季増刊　55

必要な手術機器・器具

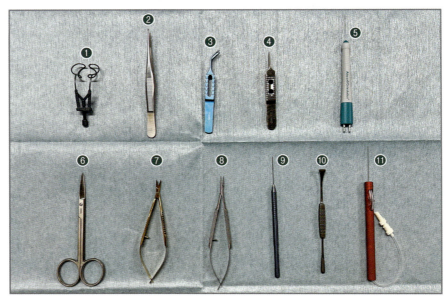

❶ VSLリング用開瞼器（アイテクノロジー）
❷ 無鈎鑷子（はんだや）
❸ トロカールカニューラ用フォーセップス（イナミ）
❹ 谷口氏角膜鑷子（はんだや）
❺ グリスハーバー™ バイポーラブラシ DSP（日本アルコン）
❻ 眼科剪刀 直・鋭（はんだや）
❼ チタンコート 三島式マイクロ剪刀（はんだや）
❽ 谷口氏持針器（はんだや）
❾ 栗山氏硝子体ピック サンドブラステッド 25G（エムイーテクニカ）
❿ 田野氏眼球圧迫器（イナミ）
⓫ バックフラッシュアスピレーションニードル（ドルク）

広角眼底観察システム

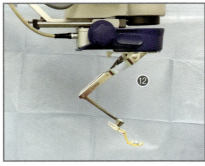

⓬ 広角眼底観察システム Resight®（カールツァイスメディテック）

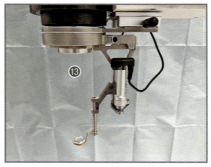

⓭ 硝子体手術用広角観察システム BIOM® 5（オクルス）

手術中の心得

介助者は術者の第二の目となれるように、術者と手術手順、使用器材の準備状況、手術機器の設定状況などの情報交換をしっかりと行う！

硝子体手術では、照明を落とした薄暗い室内で、術者は手術用顕微鏡に集中して眼内操作を進めます。手術の進行に合わせて、硝子体手術機器の設定を変更していく必要があります。機器の操作は外回り看護師が行いますが、正確な操作のためには、手術の進行内容と機器の手術モードとの相関関係を理解しておくことが重要です。また、術者の指示で設定を変更することがありますが、その際は、必ず変更内容を復唱しましょう。術者は術野から目を離すことができません。介助者は術者の第二の目となれるように、「報・連・相」（報告、連絡、相談）を大事にして、術者と手術手順、使用器材の準備状況、手術機器の設定状況などの情報交換をしっかりと行うことが求められます。

患者さんの苦痛を軽減するために安楽な体位作りを心掛ける！

眼科手術では、患者さんの体動に注意が必要です。シーツのしわや手術衣のしわ一つでも、時間が経過すると痛みの原因になることがあります。患者さんの苦痛を軽減するために、手術台に横になるときから安楽な体位作りを心掛ける目配りを忘れてはなりません。

白内障手術と硝子体手術の同時手術の流れ

手順❶ 超音波水晶体乳化吸引術（PEA）を行う
（眼内レンズ挿入まで行う場合が多い）

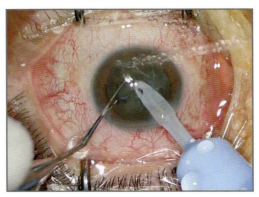

角膜に水をかけるときは優しくかける。

　本稿では、白内障手術（超音波水晶体乳化吸引術〈phacoemulsification and aspiration；PEA〉）と硝子体手術の同時手術について解説します。白内障手術と硝子体手術の同時手術では、通常、白内障手術を先に行います。現代の硝子体手術は結膜を切開しない小切開手術が主流であるため、白内障手術も角膜切開や経結膜一面切開など、結膜切開の少ない方法で行います。

■ ポイントとなる手技や機器・器具

　PEAの介助で注意する点は、まず手術機器の設定です。いでた平成眼科クリニック（以下、当院）では、EVA眼科手術システム（ドルク）を使用しています。術者ごとに設定条件が異なるため、あらかじめ記憶させている術者一覧から執刀医を選択する際は、名前の押し間違いに注意が必要です。術中の介助としては、角膜の乾燥を防ぐための水かけが重要な仕事となります。眼内操作中に水をかけると視認性が悪くなるため、操作が一瞬止まったときにかけるのがポイントです。このとき、水の勢いが強いとまだらに跳ねて見づらくなるため、少し弱めにかけると、水を均等に広げることができます。なお、当院では乾燥防止用のコンタクトレンズを使用しています。

手順❷ 強膜創を作製する（3ポート）

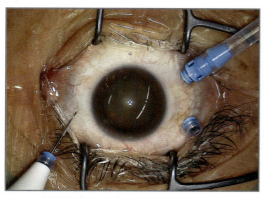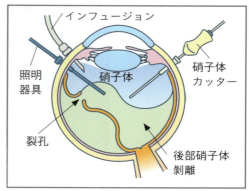

強膜創（ポート）を3カ所作製する。

　25Gまたは27G硝子体システムによる小切開硝子体手術とは、トロカールという器具で筒状のカニューラを強膜に3カ所設置し、そこからカッターなどの器具を出し入れして、手術操作を行う術式です。

■ ポイントとなる手技や機器・器具

　まず灌流ポートを角膜輪部から3.5mmの下耳側に作製し、インフュージョンを接続します。このとき、インフュージョン内の空気が眼内に入らないように、灌流液を流した状態で術者に渡すことが大切です。次に、上耳側、上鼻側に硝子体カッターと照明用のポートを作製します。一般的にクロージャーバルブ付きワンステップカニューラが用いられています。クロージャーバルブはカニューラに被せて眼内液の漏れを防ぐ弁の働きを持ちます。シリコーン製のため、器具の出し入れも支障なく行うことができます。ポート作製時に、術者へワンステップカニューラを手渡す際は、トロカールにカニューラが付いているかを確認し、針刺し事故が起こらないように、刃先の向きに気を付けて渡します。

　術中にインフュージョンニードルがカニューラから抜けると、眼内圧が保たれず低眼圧となってしまい、たいへん危険です。そのため、介助者は灌流ラインが引っ張られていないか、つねに注意を払う必要があります。また、外回り看護師は灌流液の残量に注意しておきます。

手順❸ 硝子体を切除する ココに注目!

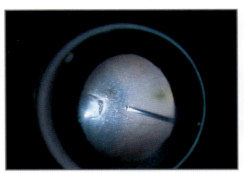

残存硝子体が可視化剤により白く見える。

　まず、硝子体腔の硝子体を切除します。硝子体の切除開始直後に、灌流液が流れているかどうかを確認します。これは眼内圧を維持する上で重要な確認です。硝子体切除を進め、後部硝子体剝離（PVD）の有無を確認します。コアビトレクトミー後、可視化剤のマキュエイド®眼注用40mg（トリアムシノロンアセトニド）を注入すると、硝子体に白い粒子が付着して、残存硝子体の有無を容易に確認できます。マキュエイド®眼注用40mgは沈殿しやすい性質があるため、使用直前にシリンジを回転させて攪拌することが大切です。剝離の原因となる網膜裂孔を確認したら、ジアテルミーで裂孔の辺縁をマーキングしておきます。ジアテルミーの先端に凝固組織が付着していると出力が低下するため、器具用ワイパーで拭き取ります。ガーゼを使用すると繊維くずが器具に付着することがあるため、適切ではありません。

■ ポイントとなる手技や機器・器具

　硝子体手術では、手術機器のモード変更や設定値変更などの操作がひんぱんに発生するため、外回り看護師の役割が重要となります。手術操作における手術機器の設定を理解していないと、操作に手間取り、手術の進行にも影響を及ぼす可能性があるため、外回り看護師は手術機器に熟知していることが求められます。

　術中に広角観察システム（非接触レンズ）を使用する場合は、当院では角膜の乾燥防止のため、専用のコンタクトレンズ（HHVディスポタイプZd、ホヤ）を角膜上に乗せます。

手順❹　眼内レンズを挿入する（硝子体切除後に行う場合）

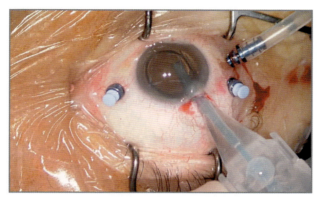

眼内レンズを挿入する。

　前房内の圧を確認した後は、術者の指示で硝子体の灌流ラインのクレンメを閉じ、白内障の灌流ラインに切り替えます。前房内と水晶体嚢内に粘弾性物質を注入し、眼内レンズを挿入します。挿入後、I/Aチップで粘弾性物質を除去し、眼内圧の調整を行いながら、創の閉鎖状態を確認します。その後、術者の指示で硝子体灌流ラインに切り替えます。

■ ポイントとなる手技や機器・器具

　硝子体手術において、灌流ラインの取り扱いは、眼内圧の維持の観点から非常に重要です。灌流ラインを操作するときは、医師の指示を復唱し、必ず声に出して確認するようにしましょう。

手順❺　液空気置換を行う　ココに注目！

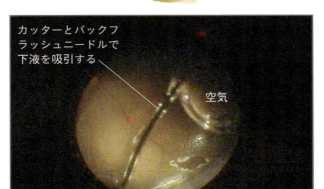

液空気置換を行い、さらに網膜を伸展、復位させる。

　網膜下液を吸引しながら、眼内の灌流液を空気に置換していきます。視神経乳頭付近ではシリコーンチップ付きバックフラッシュニードルを用いて吸引を行い、網膜を復位させます。

■ ポイントとなる手技や機器・器具

　インフュージョンラインを空気に切り替える際は、空気のラインが手術機器本体に接続されているか、空気用フィルターが接続されているかを確認し、三方活栓を切り替えることが大切です。以下に、眼内充填物質のパーフルオロン™（網膜復位用人工補綴材）などの使用方法について解説します。

■ 眼内充填物質の使用方法

パーフルオロン™（網膜復位用人工補綴材）

　パーフルオロン™（網膜復位用人工補綴材、図3）は水より比重が大きいため、硝子体手術中の網膜タンポナーデとして使用します。パーフルオロン™を網膜の後極部上に注入すると、網膜を押し下げて平坦化させ、網膜下液の前方変位を容易にします。移動した網膜下液は裂孔部位より排液します。パーフルオロン™は、剝離した網膜を

①必要物品

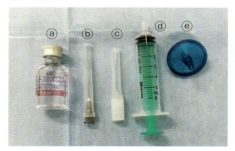

ⓐパーフルオロン™
ⓑ注射針22G
ⓒトップ眼科針27G 直針
ⓓシリンジ5mL グリーン
ⓔマイレクス FG 0.20μm

②

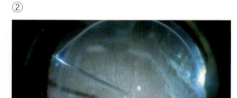

パーフルオロン™で剝離した網膜を伸展、復位させる。

図3 パーフルオロン™（網膜復位用人工補綴材）

術中に伸展、復位させるために用いる手術材料であり、眼内に長期貯留させることはできず、術中に必ず除去します。

シリコーンオイル

シリコーンオイル（図4）は、眼内に注入することにより、術後の網膜タンポナーデとしての機能があります。復位した網膜を押さえ込むことにより、網膜裂孔を閉鎖させます。シリコーンオイルは充填後の網膜の復位が安定していれば、数カ月以内に抜去することが必要となります。

六フッ化硫黄（SF₆）ガス

六フッ化硫黄（SF_6）ガス（図5）は網膜硝子体疾患の治療に使用される眼内長期滞留ガスです。裂孔原性網膜剝離に対する硝子体手術において、眼内タンポナーデとして使用されます。自然吸収されるため、抜去の必要はありません。ガスの希釈濃度は20％または100％で使用します。20％の場合は眼内全置換、100％の場合はおおむね1mLを注入します。SF_6ガスの治療効果を高めるためには、ガスが裂孔部位に接する体位を維持することが大切です。そのためには、患者指導をていねいに、わかりやすく行うことが重要です。

①必要物品

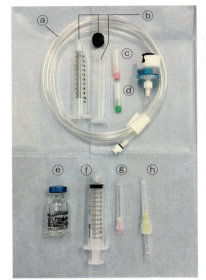

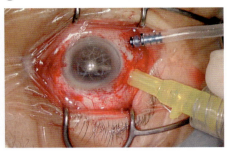

VFパック（単回使用眼科用医薬品注入器）でシリコーンオイルを眼内に注入する。

ⓐ VF チューブ
ⓑ シリンジ
ⓒ ハードカニューレ
ⓓ ソフトカニューレ
ⓔ シリコーンオイル
ⓕ シリンジ 10mL ロックタイプ
ⓖ 注射針 18G
ⓗ 静脈内留置針 24G

図4 シリコーンオイル

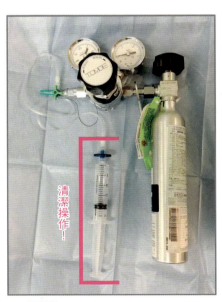

図5 六フッ化硫黄（SF_6）ガス
FGフィルターと延長チューブを使用し、SF_6 ガスを準備する。

手順 ❻ 裂孔周辺にレーザー凝固を行う

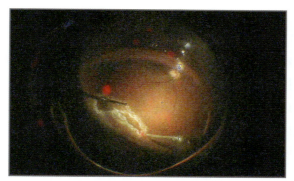

原因裂孔の周囲をレーザーで凝固する。

　液空気置換後、網膜が復位した状態で原因裂孔の周囲をレーザーで凝固します。レーザーの設定（出力、照射時間、照射間隔）は、術者の指示を必ず復唱して設定することが大切です。

手順 ❼ 閉創する

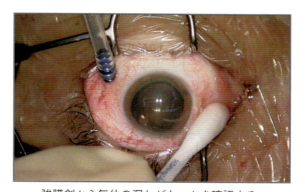

強膜創から気体の漏れがないかを確認する。

　カニューラを抜いた後の強膜創を鑷子などで圧迫し、自己閉鎖を促します。強膜創から気体の漏れがないかを確認し、漏れていなければ無縫合で手術を終了します。必要に応じて、ポートを縫合することもあります。当院では9-0ナイロン糸または8-0PGA吸収糸を使用しています。縫合時は角膜の乾燥を防ぐために、当院ではM.Q.A.を切ったものを濡らし、角膜カバーとして使用しています。

術後に注意すべきこと

術後の観察と患者指導のポイント

　裂孔原性網膜剝離の硝子体手術では、眼内を気体（空気または膨張性ガス）やシリコーンオイルで置換します。術後は、術式、眼内充填物質の有無、体位指示、安静制限などを確認し、患者さんの全身状態を把握します。術後に眼圧上昇を来すことがあるため、眼圧亢進による眼痛に注意が必要です。

　裂孔や剝離の場所に応じて体位を指示します。従来は厳密なうつ伏せになってもらうことが多かったですが、近年は、必ずしも術後うつ伏せになる必要はなく、下方裂孔では仰臥位が望ましいことがわかっています[1, 2]。当院でも網膜剝離術後のうつ伏せはほとんど行っていません。例外的にうつ伏せを要するのは、黄斑剝離の症例で早期の黄斑復位を促すために手術直後に30分程度行うのみです。それ以外は裂孔が上になる体位、とくに下方裂孔では仰臥位を指示します。ただし、白内障同時手術の場合は仰臥位による眼内レンズ偏位に気をつけます。しかしながら術後体位についてはあくまでも執刀医の判断による指示であり、病態によって厳密なうつ伏せを指示する場合もあります。その場合は以下に示すように効果的な体位の実施と、腹臥位による苦痛を軽減する看護指導が必須となります。

術後の体位の説明（うつ伏せを指示する場合）

　「うつ伏せ」という表現は、腹臥位をイメージしやすく、患者さんの理解が得られていないと、身体は腹臥位でも、顔は横向きという間違いが起こり得ます。患者さんには、うつ伏せとは眼球を下に向ける体位であることを理解してもらうことが重要です（図6）。

　うつ伏せの姿勢をとる方法には、腹臥位と座位があります。たとえば、いすに座っていても、顔が下を向いていればよいことを説明します。腹臥位に疲れたら、座位でもよいことを理解してもらい、安楽な姿勢を継続できるようにケアすることがポイントです。とくに術直後から、うつ伏せの姿勢をとることの重要性を理解してもらうことが大切です。

　術直後は眼内に気体やシリコーンオイルが入っている状態であるため、仰向けになると眼内充填物質が前眼部に接触し、眼圧が上昇したり、白内障が進行しやすくなっ

（空気・ガス・オイル）置換術をされた方へ

体位は　うつ伏せ　　苦痛時（　　　　　　　　）
あおむけ　禁止

浮力を利用して網膜の穴をふさいだり、シワを伸ばしたり、はがれた網膜をくっつけるためです。

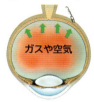

医師の指示があるまで続けます

良い例
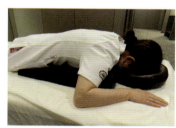
顔が床と平行になるようにしましょう。

悪い例
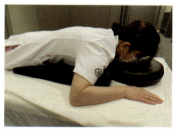
体がうつ伏せになっていても、顔が上がったり横を向いていれば効果がありません。

 いでた平成眼科クリニック

図6 当院で使用しているうつ伏せの姿勢の指導用パンフレット

たりします。また、白内障手術を受けている患者さんでは、眼内レンズの位置がずれることがあります。

日常生活上の注意点

食事やトイレ、歩行時は、体位制限にかかわらず、通常どおりに見たい方向を見て

もらって構いません。点眼や診察のときに上を向くのも問題ありません。帰宅後も体位制限がある場合は、それを守ってもらいます。

　帰宅後の日常生活では、旅行などの不必要な遠出はしばらく避けてもらいます。車の運転の可否は、外来で様子を見ながら医師が許可を出します。眼内に気体が残っている場合は、高所に行くと膨張するため、飛行機に乗るのは気体が眼内から消失するまでは避けてもらいます。

　当院では、術後4日目から洗顔、洗髪も可能となるため、その頃からは化粧も可能です。また、首から下の入浴は術翌日から許可していますが、浴槽の湯が目に入らないように注意が必要です。温泉やプールなどの大勢の人が利用する場所での入浴や水泳は、当院では2週間程度は控えるように説明しています。

術後の視力

　術後の視力については、眼内に気体やシリコーンオイルが入っている間は見えにくいこと、気体やシリコーンオイルが抜けた後も徐々に回復するため、すぐに見えるわけではないことを説明します。もし見え方に異常を感じた場合は、すぐに病院に連絡してもらいましょう。ほかの眼科手術と同様に、術眼痛や眼脂が増強する場合も、すぐに知らせてもらいます。

点眼指導

　当院では、手術終了の1時間後に診察を行います。自己点眼のための点眼指導を看護師または薬剤師が行います。点眼方法については、不潔な手で目を触らないようにすることや、点眼薬は医師の指示があるまで継続することを説明します。点眼後に目の周囲を拭くときは、ハンカチやタオルは使用せず、クリーンコットンアイやティッシュペーパーを使用してもらいます。当院では、クリーンコットンアイを推奨しています。

[引用・参考文献]
1) Shiraki, N. et al. Vitrectomy without prone positioning for rhegmatogenous retinal detachments in eyes with inferior retinal breaks. PLoS One. 13 (1), 2018, 26.
2) Sverdlichenko, I. et al. Postoperative positioning regimens in adults who undergo retinal detachment repair: A systematic review. Surv Ophthalmol. 68 (1), 2023, 113-125.

執筆者：林田安広、出田隆一

2章 眼科の手術とケア

4 裂孔原性網膜剥離の強膜バックリング手術

網膜剥離とは

　眼球の中身は硝子体というゼリー状の物質ですが、硝子体は年齢とともに徐々に液状に変化していきます。硝子体は網膜に接着しており、硝子体が液化する過程で、硝子体が目の中で崩れ、網膜の表面から離れる現象が起こります。このとき、網膜に強く癒着している部分が網膜を牽引することがあり、それにより網膜が破れて網膜裂孔を生じることがあります。網膜裂孔を通じて硝子体の液性成分が網膜下に流れ込むと網膜剥離となり、視野と視力に障害が起こり、放置すれば失明する可能性もあります。

どんな手術？

　網膜剥離は、網膜に開いた孔である網膜裂孔を閉じることで治癒します。強膜バックリング手術とは、強膜を眼球の内方に押し込むことで眼底に隆起を作り、裂孔を閉鎖する手術です。強膜バックリング手術の術式としては、眼球の壁である強膜を半層切開してシリコーンタイヤを埋没する「インプラント法」と、強膜の外側にシリコーンスポンジまたはシリコーンタイヤを縫い付ける「エクスプラント法」があり、「エクスプラント法」が一般的です。本稿ではシリコーンスポンジやシリコーンタイヤなどの材料を「バックル」と総称します。

手術の適応

　強膜バックリング手術の適応となるのは、おもに若年性の後部硝子体剥離（posterior vitreous detachment；PVD）のない網膜剥離です（図1）。後部硝子体剥離がない場合は、硝子体が液化していません。そのような場合に硝子体手術で硝子体を取り除くと、いくつかの合併症が起こる

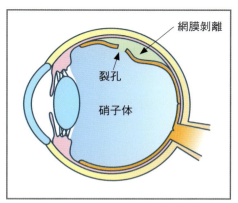

図1 後部硝子体剥離のない網膜剥離

眼科ケア　2025年春季増刊　69

危険があるため、治療は眼球の外から行うのが理にかなっています。ただし、中高年の単一弁状裂孔などの場合は、PVDがあっても強膜バックリング手術の適応となります。理由は、術後白内障の発生が少ないからです[1]。

術前検査

術前検査で重要となるのは眼底検査です。裂孔がどこにあるのか、双眼倒像検眼鏡を用いて格子状変性の有無、網膜血管と裂孔の位置などを詳細に観察し、チャートに記載します（図2）。手術室看護師はチャートを見て手術内容をイメージできることが大切です。

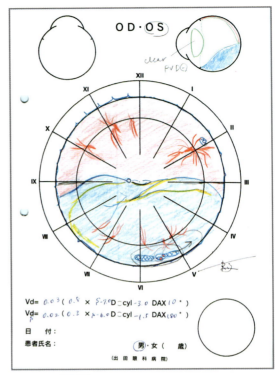

図2 チャート（眼底スケッチ）

手術時間

手術時間は症例により異なり、1～2時間程度です。

術前に注意すべきこと

術前は安静にすることが必要です。網膜剝離を進行させないために、網膜裂孔が下にくるような姿勢を保つことが重要です。

必要な手術機器・器具

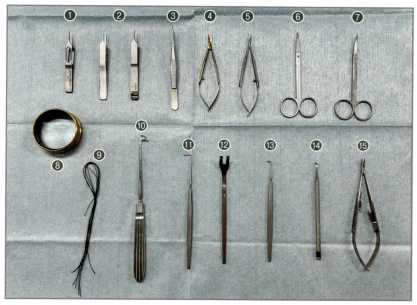

- ❶ホスキン No.19　有鈎鑷子
- ❷ホスキン No.17　無鈎鑷子
- ❸無鈎鑷子　直（イナミ）
- ❹チタンコート　三島式マイクロ剪刀（はんだや）
- ❺谷口氏持針器（はんだや）
- ❻眼科剪刀　直・鋭（はんだや）
- ❼眼科剪刀　反・鋭（はんだや）
- ❽ MaxField® 20D Lens（オキュラー）
- ❾ネスコスーチャー®シルクブレード 1-0 シルク（アルフレッサファーマ）
- ❿デシャンプ動脈瘤針（ミズホ）
- ⓫斜視鈎　大（はんだや）
- ⓬スケペンス・フリーマン型レトラクター（イナミ）
- ⓭マイヤシュビッケラート氏強膜圧迫鈎（はんだや）
- ⓮ゴルフ刀（ビーバービジテックインターナショナルジャパン）
- ⓯カストロヴィーホー氏持針器　曲（イナミ）

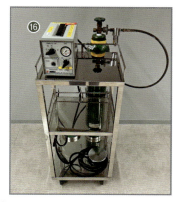

⓰眼科用冷凍手術システム（マイラ）

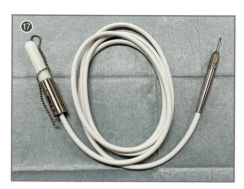

⓱冷凍凝固ハンドピース（マイラ）

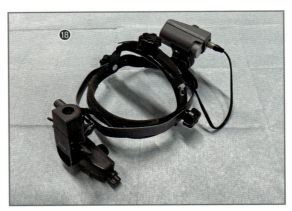

⑱双眼倒像検眼鏡　IO-α（ナイツ）

◇◆ 手術中の心得 ◆◇

▍手術室は「神聖な場所」である！

　手術室は「神聖な場所」であると例えられた先生がいました。生身の身体にメスを入れる場所であるため、そこで働くスタッフには厳しさが求められます。それは日常のあいさつから始まり、「ありがとう」という感謝の気持ちや思いやりを表現することにつながります。手術室の仕事はチームワークが重要となるため、コミュニケーション能力が高く求められます。スタッフは手術の進行にどのように関与していくか、つねに考えて行動することが大事です。

　眼科手術は非常に繊細な手技の連続です。介助のもたつきは、術者のリズムを狂わせる要因にもなり得ます。日頃から、疑問に思うことはそのままにせずに解決し、さらなる適切な介助を目指しましょう。

　上手な介助者がつくと、手術時間が短く、術後疼痛や眼瞼腫脹などが軽くなることがあります。患者さんにとっても楽です。スタッフは自分の能力を高めることが患者さんのためになることを理解し、日々の仕事に励みましょう。

手術の流れ

手順❶　結膜およびテノン嚢を切開する

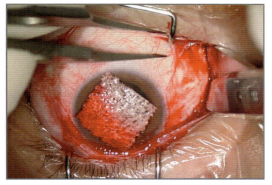

スプリング剪刀、眼科剪刀（曲）を使用し、結膜およびテノン嚢を切開する。

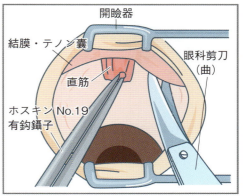

有鈎鑷子で直筋をつかみ、テノン嚢を剥離するとき、眼球が動かないように固定する。

　本稿では、エクソプラント法について解説します。スプリング剪刀、眼科剪刀（曲）を使用して、結膜およびテノン嚢を切開します。切開の大きさは、バックルを設置する範囲や輪状締結の有無で決めます。

　結膜を切開したら、制御糸を直筋にかけるために筋の付着部を探しながら、眼科剪刀（曲）と綿棒を用いてテノン嚢を剥離していきます。

■ ポイントとなる手技や機器・器具

　出血は介助者が綿棒で拭き取りますが、このときに結膜を痛めないように、綿棒をゆっくりと回転させながら拭くことがポイントです。決してこすってはなりません。

手順❷　直筋に制御糸をかける

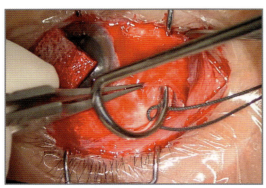
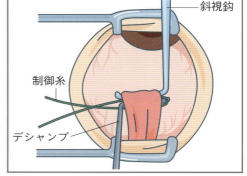

斜視鉤に沿ってデシャンプを直筋にくぐらせ、制御糸をかける。

　術中に眼球の向きを変えるための制御糸を直筋にかけます。直筋の付着部を露出したら、斜視鉤とデシャンプ動脈瘤針（以下、デシャンプ）を使用して直筋に制御糸（ネスコスーチャー® シルクブレード 1-0 シルク）をかけます。直筋に制御糸を設置したら、スケペンス・フリーマン型レトラクター（スケペンス氏開創鉤）で強膜を露出し、強膜に異常がないかを確認します。

▍ポイントとなる手技や機器・器具

　制御糸をかける際は、まず術者が斜視鉤を直筋にかけます。介助者はデシャンプの先を強膜に水平に当てながら、斜視鉤をガイドにして、水平のまま直筋をくぐらせます。デシャンプの先端が直筋をくぐったのを確認したら、先端方向に向かって 90°回転させ、術者が鑷子で制御糸をつかみやすいようにします。術者が糸をつかんだら、デシャンプを水平に戻し、筋肉を引っかけないようにゆっくりと滑らせながら、引き抜きます。デシャンプの先端にある穴に制御糸（ネスコスーチャー® シルクブレード 1-0 シルク）を通すときは、糸の先端を斜めに切り生理食塩液で濡らすと、スムーズに通すことができます。制御糸を 3 分の 1 ほど通したら、手前方向に折り目を付けておく（図3）と、術者がつかみやすくなります。

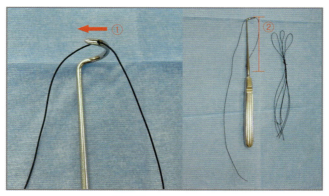

図3 制御糸の準備

①手前にカーブが来るようにデシャンプを持つ。糸は、赤色矢印の方向からが通しやすい。②手前の糸の長さが奥の糸の長さの3分の1程度になるように折り返して、糸に折り目をつけておく。

手順❸ 裂孔の位置決めを行う

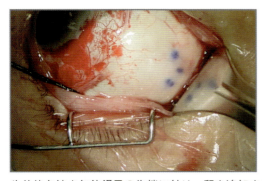

生体染色液を無鈎鑷子の先端に付け、印を追加する。

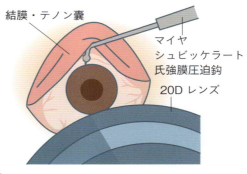

2本の制御糸で、裂孔のある方向に眼球の向きを固定します。いでた平成眼科クリニック（以下、当院）では、術者は双眼倒像検眼鏡で裂孔の位置を確認し、強膜上にマイヤシュビッケラート氏強膜圧迫鈎で圧痕をつけます（これを「位置決め」といいう）。

■ ポイントとなる手技や機器・器具

　位置決めのときに制御糸が緩んでいると、裂孔の位置に狂いが生じるため、しっかりと固定しておくことが重要です。強膜上の圧痕は消えやすいため、生体染色液（以下、染色液）を無鉤鑷子の先端に付け、印を追加します。圧痕の確認と染色液で印を追加する操作は、手際よく実施しなければなりません。このときに、染色液がにじまないように注意します。介助者は位置決めの後、強膜上の水分を綿棒で十分に拭き取り、染色液で印を付けたら、液が広がらないように余分な液を綿棒で拭き取ります。無鉤鑷子に付ける染色液の量も微量にしておきます。この位置決めが、強膜バックリング手術の手順の中で最も重要な部分となります。

　正確な位置決めのためには、これらのポイントを踏まえて介助をしなければなりません。

手順❹　5-0 ポリエステル糸で通糸し、バックルを縫着する

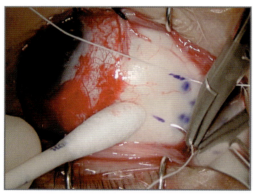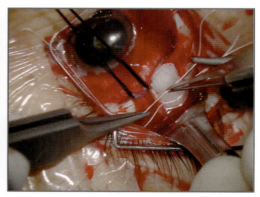

カストロヴィーホー氏持針器で 5-0 ポリエステル糸を強膜に通糸する。

バックルの結紮時に糸が緩まないようにする。

　制御糸とスケペンス氏開創鈎を用いて術野を露出し、強膜に 5-0 ポリエステル糸を通糸して、バックルをマットレス縫着します。

■ ポイントとなる手技や機器・器具

　手順としては、介助者が2本の制御糸を術者から受け取り、示指と母指で糸をねじるように持ち、中指と環指を2本の糸の間に入れて引き、眼球を動かします（図4、動画）。その際、術野が手術用顕微鏡の視野の中心にくるようにします。鉤引きをする際の注意点として、①術野から目を離さずしっかり見ておく、②通糸のときに眼球が動くと危険なため、しっかりと固定しておく、③糸を持ち替える場合などはかならず術者に

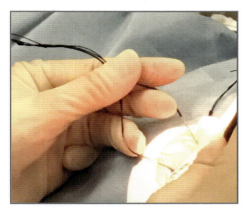

図4 介助者の制御糸の持ち方
介助者は2本の制御糸を示指と母指でねじるように持ち、中指と環指を2本の糸の間に入れて引き、眼球を動かす。

伝え、許可が出た後に行う、④制御糸とスケペンス氏開創鉤で術野を露出するときは強く引き過ぎないようにすること、が挙げられます。制御糸は眼球が動かない程度に軽く引きます。スケペンス氏開創鉤は、眼球を圧迫しないように立てながら、眼窩壁に向かって軽く引きます。鉤の位置を変えるときは、一度引き抜き、再度、挿入します。横にスライドさせると渦静脈を傷付ける恐れがあるため、注意が必要です。

　通糸の際は、カストロヴィーホ氏持針器で5-0ポリエステル糸の針の中心を順針で持ち、術者に渡します。バックルを5-0ポリエステル糸で強膜に結紮する際は、術者が糸を締めるときに結紮部が緩まないように、介助者が結び目の中心を無鉤鑷子（ホスキンNo.17）で持ち、糸を締めるのに合わせて鑷子を放します。結紮後の糸は、術者に指示されたところを介助者が直剪刀で切ります。目視で糸を切る際は、反対の手を利き手の手首下に添えて、先端を閉じたまま、ゆっくりと術野に持っていきます。糸の手前で剪刀を広げて、片側の刃を糸に当ててから切るようにすると、剪刀がぶれず、目的の長さに糸を切ることができます。

　当院では、術野の洗浄にPA・ヨード点眼・洗眼液（ポリビニルアルコールヨウ素）を80倍に希釈して用いています。抗菌薬は多剤耐性菌の問題があるのに比べ、PA・ヨード点眼・洗眼液には耐性菌の問題がなく、即効性があり、安価です。バックル感染症の予防に効果的であるというエビデンスも発表されています。

手順 ❺ 脈絡膜穿刺による排液（必要時）と、眼底検査を行う

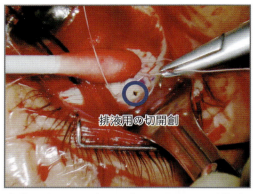

強膜にゴルフ刀で切開を加え、露出した脈絡膜を穿刺し、排液を行う。

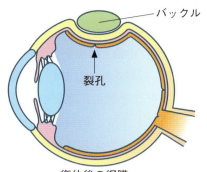

復位後の網膜。

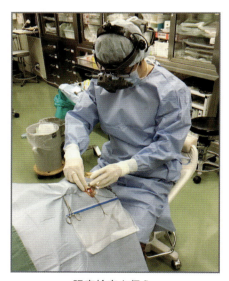

眼底検査を行う。

　網膜下液の排液手順は、まず強膜にゴルフ刀で子午線方向に2～3mmの切開を加えます。脈絡膜が露出したら、丸針縫合糸の針、または27G注射針などで脈絡膜を穿刺して排液します。網膜下液が排出されたら、術者の指示の下、制御糸を少し緩めます。

■ ポイントとなる手技や機器・器具

　排液の際は、急激な低眼圧による出血の恐れがあります。制御糸を緩めるときは眼圧が下がり過ぎないように、排液の量を確認しながら、ゆっくりと緩めることが重要なポイントです。排液操作時の介助者の注意点としては、①術野から目を離さない、②排液を拭き取るための綿棒をタイミングよく渡す、③いつでも結紮できるように、カストロヴィーホー氏持針器と無鈎鑷子を準備しておく、④エアーを準備しておく（必要時）などが挙げられます。

　排液後の眼底検査は、当院では双眼倒像検眼鏡を装着して行い、網膜の復位状態を確認します。

手順❻　結膜を縫合する

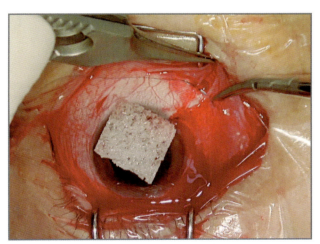

結膜を元の位置に戻して縫合する。

　有鈎鑷子（ホスキン No.19）と綿棒で結膜を元の位置に戻して縫合します。持針器に 8-0 シルク糸を順針でつかみ、術者に渡します。介助者はスプリング剪刀で結紮部より 1mm ほど糸を残して切ります。その際、手術用顕微鏡下の視野の端にスプリング剪刀の先端を出して待機しておくと、すぐに糸が切れるため効率がよいです。また、そうすることで剪刀が急に術野に入り、眼球を傷付ける事故を防ぐことができます。

術後に注意すべきこと

術後の観察と患者指導のポイント

　術後は、術式、眼内充填物質の有無、体位指示などを確認し、患者さんの全身状態を把握します。強膜バックリング手術は硝子体手術と異なり、術後の疼痛や眼瞼腫脹、充血が強く、眼脂などの分泌物も多いです。患者さんには、症状が軽快するのに1〜2週間を要することを説明します。

　疼痛に関しては、術後に消炎鎮痛薬を毎食後に服用してもらいますが、明け方などに疼痛が増す場合もあるため、医師から疼痛時の指示も別に受けておくことが望ましいでしょう。患者さんが疼痛を訴える場合は、当面は鎮痛薬で経過をみることを説明します。ただし、通常の鎮痛薬で効果が認められない場合は、眼圧上昇など、ほかの病態を生じている可能性もあるため、患者さんには強い疼痛が持続する場合や、悪心などの症状がある場合は、我慢せずに伝えてもらうように説明します。看護師は患者さんの眼痛の症状に対して、注意深く観察することが重要なケアとなります。

術後の体位の説明

　強膜バックリング手術は、網膜に開いた穴（裂孔）を外側から圧迫して塞ぐ目的で、シリコーンスポンジまたはシリコーンタイヤを強膜に縫着しますが、さらに内側からも穴を塞ぎ、網膜を復位させるために眼内に気体（空気）を入れる場合があります。その場合は、硝子体手術と同様に、術後に体位制限があります。仰臥位や座位など網膜裂孔に空気が当たるような体位を指示します。

　眼内に気体が入った場合の注意事項については、裂孔原性網膜剥離の硝子体手術（ 54〜68ページ ）を参照してください。

日常生活上の注意点

　術後の安静については、硝子体手術と比べると、強膜バックリング手術は一般に体位制限もなく、社会復帰も早い傾向にあります。当院では術後4日目から洗顔、洗髪も可能となるため、その頃からは化粧をしても構いません。また、首から下の入浴は術翌日から許可していますが、浴槽の湯が目に入らないように注意が必要です。温泉やプールなどの大勢の人が利用する場所での入浴や水泳は、当院では2週間ほどは控

えるように説明しています。

術後の視力

　術後の視力については、術直後は散瞳状態であったり、分泌物が多かったりするため、回復に時間がかかります。術前に黄斑部網膜剝離があった場合は、なおさら視力障害が強く、物がゆがんで見える症状も感じられます。帰宅後に見え方の異常を感じた場合は、すぐに病院に連絡してもらいましょう。また、ほかの手術と同様に、術眼痛や眼脂が増強する場合も、すぐに知らせてもらいます。

点眼指導

　当院では、術後1時間後に診察を行い点眼を開始します。自己点眼のための点眼指導を看護師または薬剤師が行います。点眼方法については、不潔な手で目を触らないようにすることや、医師の指示があるまで点眼を継続することを説明します。点眼後に目の周囲を拭くときは、ハンカチやタオルは使用せず、クリーンコットンアイやティッシュペーパーを使用してもらいます。当院では、クリーンコットンアイを推奨しています。

[引用・参考文献]
1) 出田隆一. 裂孔原性網膜剝離には強膜バックリング術と硝子体手術のどちらを勧めますか?. 臨床眼科. 76 (11), 2022, 234-237.

執筆者：林田安広、出田隆一

2章 眼科の手術とケア

5 黄斑円孔の手術

黄斑円孔とは

　黄斑円孔は、視機能の中心的役割を担う黄斑に孔（あな）が開く疾患です。60〜70歳代の女性に多くみられ、主として後部硝子体剝離（posterior vitreous detachment；PVD）が原因で発症します。

　硝子体は元々ゲル状で網膜全体と密着していますが、40歳代以降になると徐々に収縮して網膜から剝がれる加齢変化、つまりPVDが起こります。その過程で、時に硝子体との接着が強い黄斑部網膜のみが硝子体の牽引により剝がれてしまうことで、黄斑円孔が生じます（図1）。自覚的には、視界の真ん中だけ暗く欠けたりゆがんで見えたりします。

　治療には硝子体手術が必要です（図2）。硝子体を切除した後、円孔周囲の内境界膜を剝離し、眼内をガスに置き換えます。術後はうつむき姿勢をとることで黄斑部に持続的にガスの圧力がかかり円孔が閉鎖します。

　初回手術の円孔閉鎖率は90％以上です。とくに近年は、円孔の上に周囲の組織（内境界膜）を被せるなどの術式の改良により、さらに良好な成績が得られています。

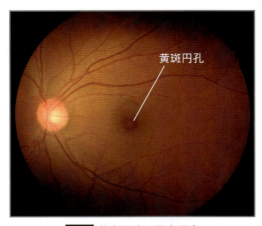

図1 黄斑円孔の眼底写真

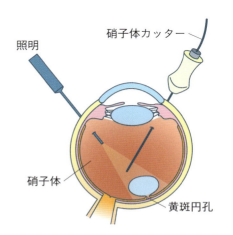

図2 黄斑円孔の硝子体手術

どんな手術？

手術適応

　黄斑円孔は、自然閉鎖する場合もまれにありますが、基本的には光干渉断層計（optical coherence tomography；OCT）検査により円孔が確認されたら手術適応となります（図3）。

手術時間

　手術時間は30分程度です。ただし、多くの場合は白内障手術を併用するため、その場合は合わせて40分程度となります。

手術適応

　手術中の痛みはほとんどありませんが、①眼内をガスで置換し、②術後、数日はうつむきの姿勢をとることを、患者さんにはよく説明しておかなければなりません。
　①は、眼内にガスがある間は視界全体がいったん非常に見えにくくなります。②は、患者さんに最も苦痛を強いてしまうところです。当院では、入院の上で原則3日間、うつむきの姿勢の保持をお願いしていますが、このことが黄斑円孔手術の成功、つまりは円孔閉鎖にたいへん重要であることを術前にしっかりと理解してもらう必要があります。

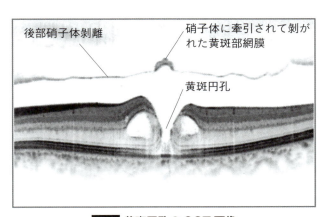

図3　黄斑円孔のOCT画像

必要な手術機器・器具

手術器具

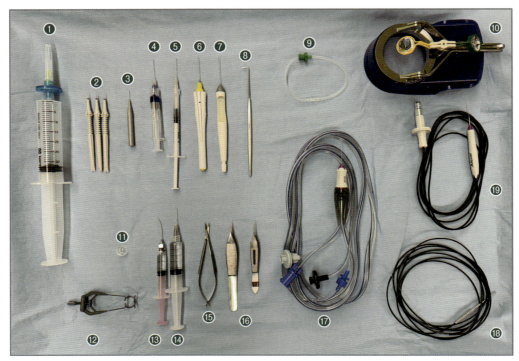

❶六フッ化硫黄（SF$_6$）ガス
❷27G トロカール、27G カニューラ（日本アルコン）
❸ガイダンスニードル（⓲付属品、ドルク）
❹ILM blue®（ブリリアントブルーG；BBG、ドルク）
❺トリアムシノロンアセトニド
❻ディスポ ILM 鉗子ワイドグリップ 27G（ドルク）
❼バックフラッシュニードル（VitreQ）
❽斜視鉤（イナミ）
❾インフュージョンライン（日本アルコン）
❿広角眼底観察システム Resight® 500（カールツァイスメディテック）
⓫硝子体手術用コンタクトレンズ（ホヤ）
⓬開瞼器
⓭テノン囊下麻酔用キシロカイン®注射液 2%
⓮ビーエスエスプラス™眼灌流液入りシリンジ
⓯スプリングハンドル式剪刀
⓰鑷子
⓱27＋®ゲージウルトラビット®（日本アルコン）
⓲27G ツインライトシャンデリア（ドルク）
⓳27G ライトガイド（日本アルコン）

手術機器

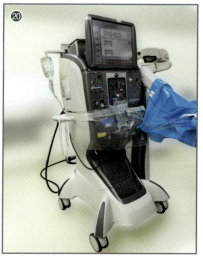 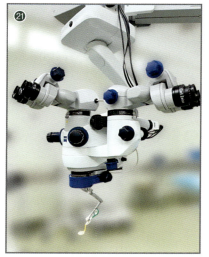

⑳CONSTELLATION® Vision System（日本アルコン）
㉑広角眼底観察システム Resight® 500（カールツァイスメディテック）

手術中の心得

　手術機器の発展によって、現在の硝子体手術の安全性は極めて高いものとなりました。しかし、実際に術者が操作するのは視機能に最も重要な黄斑です。とくに、黄斑円孔周囲の内境界膜（internal limiting membrane；ILM）を剝離する操作は、厚さわずか 2.5μm（＝0.0025mm）の透明な膜を顕微鏡下で拡大した上で、鑷子で把持する繊細な手技です。したがって、黄斑部の操作をしているときは、患者さんのみならず介助者もむやみに手や身体を動かさないよう注意が必要です。また、大きな音を立てたり、術者に声を掛けることも極力控えましょう。

　とくに患者さんが不意に動いてしまうことは非常に危険です。術者が黄斑の操作に入る前に、あらかじめ患者さんの様子に変わりないか、手先や足先など身体を動かしていないかなど、術者の目が届かないところに今一度よく注意を払いましょう。硝子体手術は局所麻酔下でほとんど痛みもなく暗室で行うため、術中に眠気を催す患者さんもいます。

手術の流れ

手順❶　局所麻酔を行う

　点眼麻酔をした後、結膜を一部切開してキシロカイン®注射液2%でテノン嚢下麻酔を行います。

手順❷　3ポートおよびシャンデリア照明を設置する

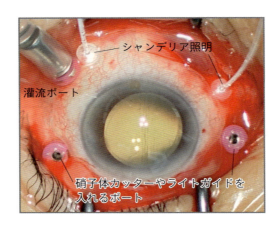

　硝子体手術を始める準備段階として、強膜の3カ所にポートと呼ばれる入り口を設置します。1カ所は硝子体を切除した分の眼球内を満たして眼圧を維持するための灌流液を供給する灌流ポート、残り2カ所は硝子体を切除するカッターや眼内を明るく照らすライトガイドを出し入れするポートです。そして当院では、片手にライトガイドを持たなくても眼底全体を照らすことのできるツインシャンデリア照明を設置します。

ポイントとなる手技や機器・器具

　カニューラは先端の尖ったトロカールにあらかじめ付属しているため、トロカールを強膜に刺入した後、トロカールを引き抜くことでカニューラを設置できます。カニューラにはクロージャーバルブが付いているため、眼内灌流液や硝子体の流出が起こりにくくなっています。

起こりやすいトラブル

一般的にカニューラの設置場所は角膜輪部から 3.5〜4.0mm の毛様体扁平部です。しかし、強膜上からは確認できないため、カニューラの設置場所が後方過ぎると周辺網膜に刺入し、まれに網膜剥離を生じることがあります。また、灌流ポートに灌流ルートをつなぐ前に、刺入部位の先端を目視し、きちんと硝子体中に入っているかを確認してから灌流を開始する必要があります。

手順❸　前部〜中間硝子体を切除する

顕微鏡下で眼底を観察しながら、硝子体カッターを用いて硝子体の切除を始めます。ただし、この段階では、まだ後部硝子体剥離が生じているかなどの詳細はわかりにくいため、まずは網膜から離れている硝子体の前部〜中間部のみを切除します。

ポイントとなる手技や機器・器具

先に設置した 2 ポートからライトガイドと硝子体カッターを挿入し、広角眼底観察システムを用いて眼底を顕微鏡下で広範囲に観察しながら、硝子体切除を行います。すでにシャンデリア照明によって全体は明るく照らされていますが、片手にライトガイドを用いることで、透明な硝子体ゲルでも照らし方によってある程度は可視化することができます。

手順❹ 後部硝子体剝離（PVD）を作製する

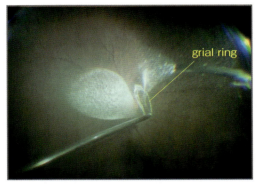

硝子体カッターの吸引により、視神経乳頭に接着していた硝子体が外れたところ。トリアムシノロンアセトニドの白色粒子により硝子体が可視化されている。

　黄斑円孔は、その発症機序からほとんどの場合でPVDが完全には起こっていません。その場合、まずはいちばん接着の強い視神経乳頭から後部硝子体を外し、人工的にPVDを作製することが必要になります。これには透明な硝子体を可視化、つまり、見えるようにする工夫が必要で、現在は細かな白色粒子である副腎皮質ホルモン剤（ステロイド剤、トリアムシノロンアセトニド）を可視化用剤として用いています。
※硝子体手術時の硝子体可視化に対して、国内では唯一承認を受けて使用されているマキュエイド®は2023年4月より出荷停止となっているため、現在は代替として、ケナコルト-A®を使用しています。

■ ポイントとなる手技や機器・器具

　硝子体を可視化した後、硝子体カッターで視神経乳頭近くの接着した硝子体を注意深く吸引すると視神経乳頭から硝子体が外れ、リング状のサイン（grial ring）が確認できます。その後、ゆっくりと慎重に周辺まで硝子体を前方に牽引することでPVDを作製します。

■ 起こりやすいトラブル

　PVDを人工的に作製することは、後の黄斑操作のためには大切な過程ですが、硝子体ゲルと網膜の接着状態には個体差があります。PVDを作製する途中で、癒着があるにもかかわらず無理に引っ張ると、網膜裂孔や網膜剥離を生じてしまうことがあります。

手順❺　周辺硝子体を切除する

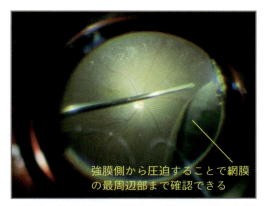

斜視鈎で強膜側から圧迫して周辺硝子体を切除する。

　PVDが作製できれば、それにより前方へ引き出された後部硝子体をより安全に切除することができます。周辺硝子体は現在の広角観察系システムでは、そのままでは見えません。切除したい部位を強膜側から圧迫して切除します。中途半端に硝子体を残してしまうと、増殖性変化（増殖硝子体網膜症）や網膜の牽引負荷による網膜剥離が起こるリスクが高まるため、圧迫による周辺硝子体切除は十分に行う必要があります。

■ 介助者にしてほしいこと

　強膜を圧迫しながら硝子体切除を行う操作は、術者の手の動きが多いところです。ツインシャンデリアや3ポートのカニューラが外れていないか、介助者も一緒に注意しましょう。

■ ポイントとなる手技や機器・器具

強膜圧迫には斜視鈎を用います。このとき、ライトガイドを持っていた手に斜視鈎を持ち替えるため、眼内照明としてシャンデリア照明が必ず必要となります。

■ 起こりやすいトラブル

網膜と硝子体カッターが非常に近い距離になるため、医原性網膜裂孔の発生には十分に注意しなければなりません。ただし、近年の硝子体カッターは非常に進歩し、網膜を誤吸引するリスクもかなり低くなっています。

手順❻ 内境界膜（ILM）を剥離する ココに注目！

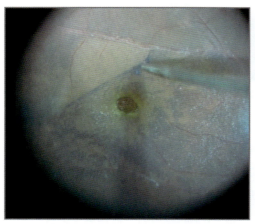
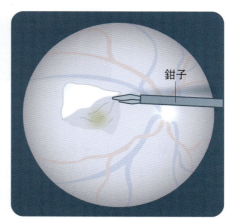

ILM blue® によって青く染色された内境界膜を鉗子で剥離しているところ。

硝子体郭清が十分に行えると、眼内は透明なゲルから灌流液つまり液体へと性状が変わり、いよいよ要となる黄斑部の操作に入ることができます。ここで重要な手技は、円孔周囲の可動性をよくするための内境界膜剥離です。黄斑円孔周囲のILMを2乳頭径程度の大きさで円形に剥離します。

なお、サイズの大きい黄斑円孔の場合は、ILMを剥離してしまうのではなく、半円のみ剥離して円孔の上に被覆する方法（ILM翻転法）を選択することで近年は円孔閉鎖率の向上がみられています。

介助者にしてほしいこと

本操作は手術のなかで最も繊細な手技です。患者さんのバイタルサインをはじめ、急に身体を動かすことがないようチェックしておくことが重要です。また、直接 ILM を把持するときは、術者の緊張度もいちばん高まっています。大きな音を立てたり、ほかの器具の準備に気を取られて動いたりしないように介助者も注意しましょう。

ポイントとなる手技や機器・器具

当院では、接触型レンズを角膜上に乗せて黄斑部を十分に拡大して行います。ILM は硝子体と同様に透明な組織であるため、トリアムシノロンアセトニドやブリリアントブルーG（BBG）染色により可視化することも重要です。

手順❼　液／空気置換を行う

硝子体郭清され、灌流液で満たされた眼内を、今度は空気に置換します。硝子体手術装置の設定を変更するのみで、インフュージョンラインより灌流液の代わりに清潔な空気が硝子体腔へ自動的に入ります。術者は眼内の灌流液を能動的に吸引することで、眼圧を保ちながら眼内を空気に置換することができます。

介助者にしてほしいこと

術者から指示されたら、硝子体手術装置の操作パネルで液／空気置換の設定に変更します。

ポイントとなる手技や機器・器具

術者はポートより硝子体カッターやバックフラッシュニードル（眼内の物質を受動吸引する器具）を挿入して灌流液を吸引します。

起こりやすいトラブル

術者の指示があるまでは絶対に液／空気置換の変更をしてはいけません。一度空気に置き換わった状態から再度灌流液に戻すなどの無駄な操作が、網膜損傷などの予期しない合併症を招くこともあります。

手順❽　ガスタンポナーデを行う

空気に置き換わった眼内を、最後はガスに置き換えます。施設により方法はさまざまですが、当院では灌流ポートのインフュージョンラインにガスが入った50mLシリンジをつなぎ、片手のポートからはバックフラッシュニードルで余剰ガスを排出しながらガスを注入していきます。25mL以上のガスで灌流すれば硝子体腔が調整した濃度のガスで満たされます。

ポイントとなる手技や機器・器具

使用するガスは、六フッ化硫黄（SF_6）です。このガスは100%の濃度では後に膨張してしまうため、非膨張濃度である20%にあらかじめ調整したものを用います。

手順❾　カニューラを抜去し、眼圧を調整する

カニューラを抜去した後は、無縫合でよい場合も多々ありますが、手術創からガスが抜けるようであれば強膜創を結膜上から縫合します。また、ガスが抜けて眼圧が低いようであれば、20%SF_6ガスのシリンジに27G針を付け、強膜を穿刺して眼圧調整をしながらSF_6ガスを補完して手術を終了します。

術後の患者さんに説明すべきこと

術後の体位

　黄斑部に SF_6 ガスが当たるように、患者さんには原則 3 日間、うつむきの姿勢をできるだけ終日維持してもらいます。たいへんつらい期間となるため、うつむきの姿勢による首、肩、腰の痛みが生じた場合は看護師がケア（湿布剤の処方、温罨法）を行うことを説明します。当院では、うつむきの姿勢用に枕の貸し出しや患者さん自身で購入してもらう場合の案内もしています。

眼帯

　うつむきの姿勢の期間は目を圧迫しないように終日保護眼帯が必要です。その後は術後 1 週間まで就寝時のみ保護眼帯をしてもらいます。

術後の見え方

　SF_6 ガスの吸収は 1 週間で約半分以下、つまりは正面視で黄斑部以下になると次第に見やすくなってきます。しかし、黄斑円孔が閉鎖していても見え方の回復は月単位です。通常は術後 3〜6 カ月、長い場合は 1 年以上かかって徐々に回復します。視力予後もさまざまで、円孔の大きさや罹患期間によっても異なります。たとえ視力が回復してもゆがみは残ることがあります。

感染症・合併症の対策

　術後はしばらく感染症予防のための抗菌薬点眼と、抗炎症のためのステロイド点眼および非ステロイド性抗炎症点眼が必要です。

入院期間、術後の通院

　うつむきの姿勢の保持を見守るため、基本は入院手術となります。当院では、約 1 週間してガスが黄斑以下になり、OCT 検査により黄斑円孔の閉鎖を確認できれば退院となります。

退院後の注意

　SF_6 ガスが完全に吸収されるには 2 週間かかります。その間、気圧の低い条件下では眼内のガスが膨張し、眼圧が異常に高くなる危険性があるため、飛行機に乗ったり高い山に登ったりするなど、気圧の低い条件下に身を置くことはできません。

　また、手術後の仕事復帰は職種にもよるため主治医と個別の相談が必要ですが、おおむねガスが完全に抜ける術後約 2 週間です。運転は 2 週間後、運動は 1 カ月後が再開の目安となりますが、必ず診察の上で医師が判断します。

[引用・参考文献]

1）寺崎寛人ほか. 特発性黄斑円孔. 臨床眼科. 74（13）, 2020, 1486-1490.

執筆者：福本敦子

2章 眼科の手術とケア

6 黄斑上膜の手術

黄斑上膜とは

　黄斑上膜は、視機能の中心的役割を担う黄斑の表面にセロファン状の膜が形成される病気です（図1）。50歳以上に好発し、年齢とともに有病率が高くなります。なぜなら、硝子体の加齢変化である後部硝子体剝離（posterior vitreous detachment；PVD）がおもな原因で発症するからです。

　硝子体は元々ゲル状で網膜全体と密着していますが、40歳代以降になると徐々に収縮して網膜から剝がれる加齢変化、つまりPVDが起こります。その過程で、黄斑部網膜に硝子体の一部が残ることで膜が形成されます。その膜は時間がたつと網膜を牽引して黄斑部にしわや腫れが生じます。自覚的には、線がゆがんで見える、左右の目で大きさが違って見える（変視症）といった症状や視力低下がみられます。有効な薬物治療はなく、自覚症状を改善させるには硝子体手術で黄斑上膜を取り除くことが必要です（図2）。

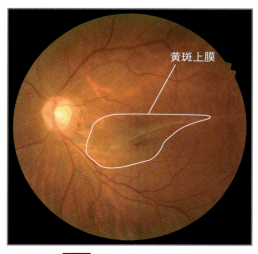

図1 黄斑上膜の眼底写真

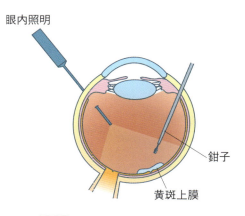

図2 黄斑上膜の硝子体手術

どんな手術？

手術適応

黄斑上膜の診断は、光干渉断層計（optical coherence tomography；OCT）検査により容易です（図3）。しかし、自覚症状が乏しければ積極的な手術適応はありません。また、視力低下やゆがみの自覚があっても程度はさまざまであるため、必ず個別に相談の上で手術適応を決めます。

手術時間

手術時間は硝子体手術のなかでは最も短く20分程度です。ただし、多くの場合は白内障手術を併用するため、その場合は合わせて30分程度となります。術中、術後とも痛みはほとんどなく、術後の体位制限もありません。

術前に注意すべきこと

患者さんに負担の少ない手術である反面、手術そのものの満足度に個人差があるのも黄斑上膜手術の特徴です。視力回復には3〜6カ月ほどかかり、変視症については軽減はしても多くの場合は残存することが一般的です。手術に対する過度な期待があると、いくら手術としては成功していても、患者さんにとっては見え方に不満が残る結果となってしまいます。患者さんには、とくにその点について術前にしっかりと説明しておきます。

黄斑上膜

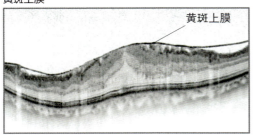

正常

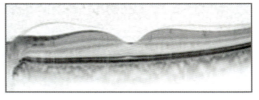

図3 黄斑上膜のOCT画像

必要な手術機器・器具

手術器具

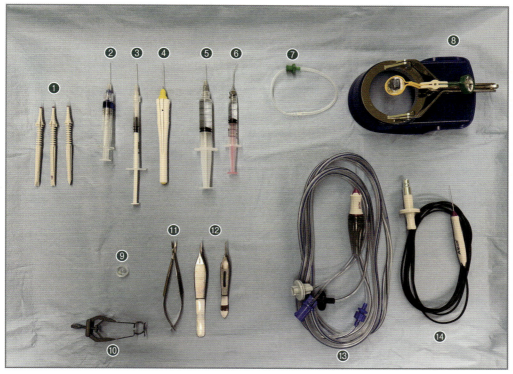

❶ 27Gトロカール、27Gカニューラ（日本アルコン）
❷ ILM blue®（ブリリアントブルーG；BBG、ドルク）
❸ トリアムシノロンアセトニド
❹ ディスポILM鉗子ワイドグリップ27G（ドルク）
❺ ビーエスエスプラス™眼灌流液入りシリンジ
❻ テノン嚢下麻酔用キシロカイン®注射液2％
❼ インフュージョンライン（日本アルコン）
❽ 広角眼底観察システムResight® 500（カールツァイスメディテック）
❾ 硝子体手術用コンタクトレンズ（ホヤ）
❿ 開瞼器
⓫ スプリングハンドル式剪刀
⓬ 鑷子
⓭ 27＋®ゲージウルトラビット®（日本アルコン）
⓮ 27Gライトガイド（日本アルコン）

手術機器

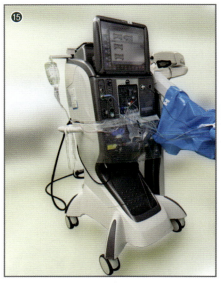
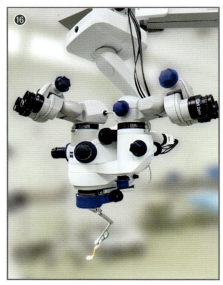

⓯CONSTELLATION® Vision System（日本アルコン）
⓰広角眼底観察システム Resight® 500（カールツァイスメディテック）

◇◆ 手術中の心得 ◆◇

　手術機器の発展によって、現在の硝子体手術の安全性は極めて高いものとなりました。しかし、実際に術者が操作するのは視機能に最も重要な黄斑です。とくに、黄斑上膜は厚みや範囲、網膜との癒着度合いに個人差があり、黄斑部を大きく拡大した上で、鑷子で慎重に網膜から黄斑上膜のみを剥離しなければなりません。したがって、患者さんのみならず介助者もむやみに手や身体を動かしてはいけません。また、大きな音を立てたり、術者に声を掛けたりしないよう十分に注意しましょう。

　患者さんが不意に動いてしまうことも非常に危険です。あらかじめ患者さんの様子が変わりないか、手先や足先など身体を動かしていないかなど、術者の目が届きにくいところに今一度よく注意を払いましょう。硝子体手術は局所麻酔下でほとんど痛みもなく暗室で行うため、術中に眠気を催す患者さんもいます。

手術の流れ

手順❶　局所麻酔を行う

　点眼麻酔をした後、結膜を一部切開してキシロカイン®注射液2％でテノン囊下麻酔を行います。

手順❷　3ポートを設置する

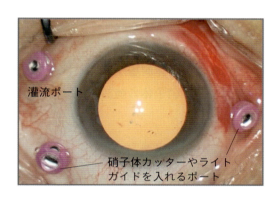

　硝子体手術を始める準備段階として、強膜の3カ所にポートと呼ばれる入り口を設置します。1カ所は硝子体を切除した分の眼球内を満たして眼圧を維持するための灌流液を供給する灌流ポート、残り2カ所は硝子体を切除するカッターや眼内を明るく照らすライトガイドを出し入れするポートです。

■ポイントとなる手技や機器・器具

　カニューラは先端の尖ったトロカールにあらかじめ付属しているため、トロカールで強膜に刺入した後、カニューラのみを残してトロカールを引き抜くことで設置できます。カニューラにはクロージャーバルブが付いているため、眼内灌流液や硝子体の流出が起こりにくくなっています。

■ 起こりやすいトラブル

　一般的にカニューラの設置場所は角膜輪部から 3.5〜4.0mm の毛様体扁平部です。しかし、強膜上からは確認できないためカニューラの設置場所が後方過ぎると周辺網膜に刺入し、まれに網膜剥離を生じることがあります。また、灌流ポートに灌流ルートをつなぐ前に刺入部位の先端を目視し、きちんと硝子体中に入っているかを確認してから灌流を開始する必要があります。

手順❸　前部〜中間硝子体を切除する

　顕微鏡下で眼底を観察しながら、硝子体カッターを用いて硝子体切除を始めます。ただし、この段階では、まだ後部硝子体剥離が生じているかなどの詳細はわかりにくいため、まずは網膜から離れている硝子体の前部〜中間部のみを切除します。

■ ポイントとなる手技や機器・器具

　先に設置した 2 ポートからライトガイドと硝子体カッターを挿入し、広角眼底観察システムを用いて眼底を顕微鏡下で広範囲に観察しながら、硝子体切除を行います。透明な硝子体ゲルでも片手のライトガイドによる照らし方次第で、ある程度は可視化することができます。

手順❹　周辺硝子体を切除する

　黄斑上膜の患者さんの場合、PVD が起こっていることがほとんどであるため、広角眼底観察システムで見える範囲の周辺部まで硝子体を切除します。PVD が起こっていない場合は、硝子体を可視化して人工的に PVD を作製してから周辺硝子体の切除を行います。

ポイントとなる手技や機器・器具

　透明な硝子体を可視化、つまりは見えるようにする工夫が必要で、現在は細かな白色粒子である副腎皮質ホルモン剤（ステロイド剤、トリアムシノロンアセトニド）を可視化用剤として用いています。

※硝子体手術時の硝子体可視化に対して、国内では唯一承認を受けて使用されているマキュエイド®は2023年4月より出荷停止となっているため、現在は代替として、ケナコルト-A®を使用しています。

起こりやすいトラブル

　黄斑上膜の厚みや範囲には個人差があります。とくに硝子体と黄斑上膜の癒着が強く、PVDが不完全なままの場合、無理に引っ張ると医原性網膜裂孔を生じる危険があるため、注意が必要です。

手順❺　黄斑上膜を剝離する

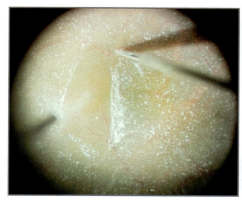
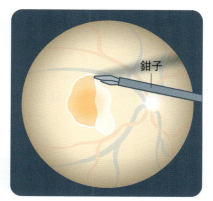

トリアムシノロンアセトニドで黄斑上膜を可視化した後、ILM鉗子を用いて黄斑上膜を網膜から剝離している。

　硝子体郭清が十分に行えると、眼内は透明なゲルから灌流液つまり液体へと性状が変わり、いよいよ要となる黄斑上膜の剝離に進むことができます。厚みのある黄斑上膜であれば可視化しなくても確認できますが、多くは黄斑上膜を可視化してから専用の鉗子を用いて慎重に網膜から膜組織を剝離していきます。

■ 介助者にしてほしいこと

　本操作は手術のなかで最も繊細なところです。患者さんのバイタルサインをはじめ、急に身体を動かすことがないようチェックしておくことが重要です。また、黄斑上膜を把持するときは、術者の緊張度もいちばん高まる操作です。大きな音を立てたり、ほかの器具の準備に気を取られて介助者が動くことなどがないように注意しましょう。

■ ポイントとなる手技や機器・器具

　当院では、接触型レンズを角膜に乗せて黄斑部を十分に拡大して行います。また、黄斑上膜の厚みや範囲は個人差があるため、網膜を損傷しないように十分に可視化して黄斑上膜を剥離することが重要です。可視化にはおもにトリアムシノロンアセトニドを用いますが、内境界膜をおもに染色するブリリアントブルーG（BBG）による染色法を併用することもあります。

手順❻　カニューラを抜去し、眼圧を調整する

　黄斑上膜を剥離した後は、接触型レンズを外して再び広角眼底観察システムで医原性裂孔などを発症していないか、眼底全体を確認します。問題なければカニューラを抜去し、創の閉鎖を確認します。無縫合でよい場合が多いですが、創の閉鎖が悪いようであれば結膜上から強膜を縫合します。最後に前房中にビーエスエスプラス™を注入したり、前房水を抜いたりして眼圧を調整し、手術を終了します。

術後の患者さんに説明すべきこと

術後の低眼圧

　黄斑上膜の手術は基本的にほかの硝子体手術と比較して手術時間が短く、また、術後炎症も少ないです。しかし、術後の眼内はゲル状の硝子体ではなく液体の灌流液で満たされた状態であることや、創が小さくしばしば無縫合であることから、術後一時的に低眼圧を生じやすいことに注意が必要です。低眼圧が続くと、低眼圧黄斑症が発

症して見えにくくなることがあります。

眼帯

手術終了時に装用する眼帯は翌日の診察時に外しますが、術後1週間までは就寝時に保護眼帯を装用してもらいます。

術後の見え方

黄斑上膜は程度に個人差があるため、手術による改善の自覚も人それぞれです。一般には、見え方の回復は月単位であること、通常は術後3〜6カ月、長い場合は1年以上かかって徐々に回復すること、視力が回復してもゆがみは完全には取れないことを、術後もあらためてよく説明しておく必要があります。

感染症・合併症の対策

術後はしばらく感染症予防のための抗菌薬点眼と、抗炎症のためのステロイド点眼および非ステロイド性抗炎症点眼が必要です。

入院期間、術後の通院

本手術は、まれな合併症が生じない限りは眼内にガスを入れて体位保持が必要になるということはないため、基本は通院手術となります。

退院後の注意点

仕事復帰などはおおむね白内障手術と同じですが、職種にもよるため主治医との個別の相談が必要です。運転の再開については、黄斑上膜手術のみの場合は視力回復が月単位であるため、非術眼の視力も考慮した上で、おおむね2週間程度で再開となります。運動は1カ月後が再開の目安となりますが、必ず診察の上で医師が判断します。

執筆者：福本敦子

2章 眼科の手術とケア

7 増殖糖尿病網膜症の手術

増殖糖尿病網膜症とは

　増殖糖尿病網膜症（　図　）は、高血糖による代謝異常、サイトカインの分泌異常が原因で網膜の血管が障害され、出血や網膜剥離などさまざまな所見を呈する病気です。血流障害が重症になると反応性に硝子体に向かって新生血管が形成され、何らかの原因で新生血管が破綻すると、網膜前出血や硝子体出血が生じ、視力低下や飛蚊症をひき起こします。また、新生血管のほとんどは血管透過性が亢進しているため増殖膜を形成し、増殖膜が網膜を引っ張ることによって牽引性網膜剥離が起こり、網膜剥離が黄斑部に及ぶと視力低下や変視症を生じます。さらに、隅角に生じた新生血管により、眼圧が上昇すれば血管新生緑内障となり、難治性の病態へ進行してしまいます。

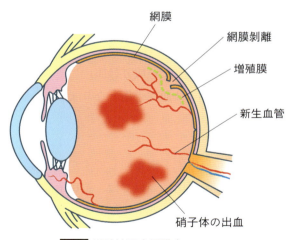

図　増殖糖尿病網膜症

どんな手術?

増殖糖尿病網膜症の手術

硝子体手術の目的は、①出血を除去して光路を確保する、②増殖膜を処理して網膜剝離を復位させる、③最周辺部まで網膜光凝固術を行い、病状の鎮静化を図ることです。術後の視機能の向上、長期的な保持を目指します。

手術の適応

増殖糖尿病網膜症の手術適応は、視力低下を伴う出血、増殖膜による牽引性網膜剝離、治療に抵抗する黄斑浮腫などです。

手術時間

手術時間は病状に応じて大きく変わります。早ければ数十分で終わりますが、増殖膜の処理や、未治療の増殖糖尿病網膜症の手術は場合によっては2時間程度かかることがあります。多くは外来で手術時間や計画を立てますが、出血で眼底の観察ができず、予測が難しいことがあります。

術前に注意すべきこと

手術の難易度や時間は予測できないことがあるため、状況に応じて速やかに手術器具を渡せるように物品の配置場所を把握することが大事です。また、手術時間が長くなると患者さんは安静を保つことが難しくなるため、どの程度安静にできるか、また、トイレが近くないかを確認することも大事です。術前の血糖コントロールは、創傷治癒や術後感染症の観点から重要ですが、明確な基準はありません。

眼科ケア　2025年春季増刊　105

必要な手術機器・器具

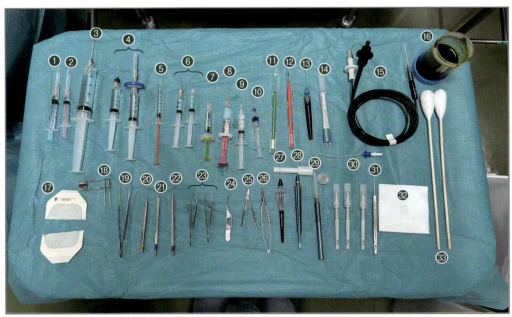

❶結膜下注射用デカドロン®注射液（デキサメタゾンリン酸エステルナトリウム）
❷結膜下注射用アミカシン硫酸塩注射液（アミカシン硫酸塩）
❸生理食塩液にアミカシン硫酸塩を添加したもの（眼表面用）
❹オペガード®MA 眼灌流液（ブドウ糖・無機塩類配合剤）
❺キシロカイン®点眼液4％（リドカイン塩酸塩、点眼麻酔用）
❻キシロカイン®注射液2％　エピレナミン含有（リドカイン塩酸塩・アドレナリン、テノン嚢下麻酔用）
❼ビスコート™0.5 眼粘弾剤（精製ヒアルロン酸ナトリウム・コンドロイチン硫酸エステルナトリウム）
❽ヒアルロン酸 Na1.1 眼粘弾剤1％MV「センジュ®」（精製ヒアルロン酸ナトリウム）
❾マキュエイド®眼科用 40mg（トリアムシノロンアセトニド）　　❿ILM-Blue®
⓫MANI® Ophthalmic Knife MVR-Lance 20G（マニー）
⓬MANI® Ophthalmic Knife Slit-Angled 2.2mm（マニー）
⓭Advanced DSP Backflush Soft Tip, 25G（日本アルコン）
⓮Diathermy Probe DSP, 25G（日本アルコン）
⓯25Ga ILLUMINATED FLEXIBLE CURVED LASER PROBE（日本アルコン）
⓰ポビドンヨード消毒液10％「ケンエー」（ポビドンヨード、皮膚消毒用）
⓱3M™ テガダーム™ Film（スリーエム ジャパン）
⓲開瞼器　　　　　　　⓳無鉤鑷子　　　　　　⓴レンズフック
㉑21 スパーテル　　　㉒フェイコチョッパー　㉓縫合鑷子
㉔コリブリ型鑷子　　㉕スプリングハンドル式剪刀
㉖持針器　　　　　　㉗SHARKSKIN® ILM Forceps REFLEX DSP（日本アルコン）
㉘マイクロ水平剪刀　㉙テルモ注射針27G（前嚢切開用）
㉚トロカールカニューラ（バルブ付）　　　　　　㉛斜視鉤
㉜HHV ディスポ（ホヤ）㉝綿棒

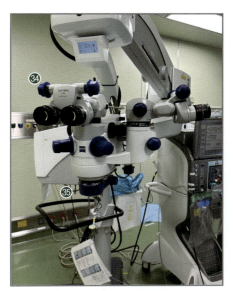
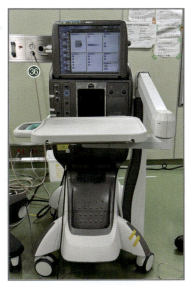

㉞ OPMI® Lumera® 700（カールツァイスメディテック）
㉟ 広角眼底観察システム Resight®（カールツァイスメディテック）
㊱ CONSTELLATION® Vision System（日本アルコン）

◇◇◇ 手術中の心得 ◇◇◇

▎介助者は手術だけでなく患者さんの状態も観察する！

　増殖糖尿病網膜症の手術は、症例によって難易度がさまざまで、術前のイメージどおりに手術が進行しないことや、出血などの術中合併症が発生することが予想されます。また、手術時間が長くなると患者さんの安静が保てなくなることがあり、手術の難易度はさらに上昇するでしょう。術者が手術に慣れていればスムーズに対応できますが、そうでなければ精神的な負担から術者が焦ってしまい、さらに合併症が起こることも考えられます。

　このような負の連鎖を断ち切るためには術者自身の冷静さが大事ですが、それには介助者の助けが大事だと筆者は思います。手術器具の受け渡しや、視認性の確保などに気を使ってもらえるとたいへんありがたいものです。そうなるためには、介助者が手術内容を十分に把握することがたいへん重要です。また、患者さんがそわそわし始めたときはトイレが近くなっていたり、背中や首が痛くなったりしていることが多いため、患者さんの状態にも気を配りましょう！

手術の流れ

手順❶ トロカールカニューラを毛様体扁平部に挿入する（ポートを作製する）

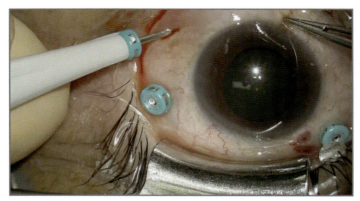

左眼の手術。トロカールカニューラを角膜輪部から3.5〜4.0mmの位置に設置している。斜めに刺して創部を閉鎖しやすくする。

　角膜輪部から3.5〜4.0mmの距離、外直筋の上下縁、内直筋の下縁の3ヵ所にトロカールカニューラを設置します。手術器具の出し入れや創部への硝子体の嵌頓を防ぐ役割があります。また現在では25ゲージ（外径0.5mmの穴）による手術が主流ですが、27ゲージ（外径0.4mmの穴）による手術も普及しており、強膜の損傷を軽減し、自己閉鎖率の改善にもつながっています。

■ 介助者にしてほしいこと

　トロカールカニューラを挿入する前にテノン嚢下麻酔を行います。このときに出血することがあるため、その場合は出血を吸引して刺入しやすいようにしましょう。

■ ポイントとなる手技や機器・器具

　創部の自己閉鎖率を上昇させるために、トロカールカニューラを斜めに刺入していることを確認しましょう。

手順❷　硝子体を切除する

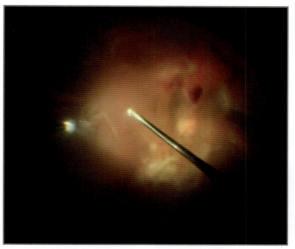

左眼の手術。ライトガイドで眼内を照らしながら、カッターで硝子体を切除している。赤く見えるのは硝子体出血。白く見えるのは増殖膜である。

　中央から硝子体の切除を開始し、次に周辺部の硝子体を切除します。このとき、硝子体出血を発症している場合は硝子体と一塊にして切除します。硝子体は新生血管や増殖膜の足場となるため、できるだけ眼内から切除することが望ましいです。硝子体は透明なので、マキュエイド®眼注用 40mg（以下、マキュエイド®）を用いて可視化しながら切除を進めていきます。後部硝子体剝離を作製できると眼内から確実に硝子体を切除できますが、新生血管や増殖膜があると完全に作製することは難しいため、その場合はできる範囲でとどめます。

■ 介助者にしてほしいこと

　角膜が乾燥したり、患者さんの吐息で前置レンズが曇ったりすると術野の視認性が低下します。適宜角膜を濡らしたり、レンズを拭いたりして視認性の確保に努めましょう。ただし、一瞬まったく術野が見えなくなるため、術者の指示があるときに水をかけましょう。また、水をかける前に声掛けなどをするのがよいでしょう。

■ ポイントとなる手技や機器・器具

　後部硝子体剝離を作製するときは、眼底の全体を見ながら慎重に作製します。むやみやたらと作製すると網膜裂孔、網膜剝離を作ってしまい、シリコーンオイルなどを使用することとなります。そうなると患者さんは術後にうつむきの姿勢を保って安静にしなくてはいけなくなります。

手順❸　増殖膜を処理する

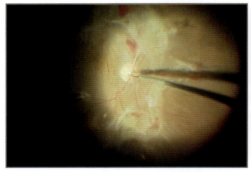
左眼の手術。視神経乳頭を中心に増殖膜を認める。鑷子で増殖膜を処理している。

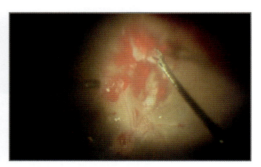
左眼の手術。鑷子や剪刀で増殖膜を処理している。赤いのは出血。このように出血すると視認性が悪くなり手術は難しくなる。

　硝子体をできるだけ切除した後は、増殖膜の処理を行います。増殖膜は一見すると網膜にへばりついているように見えますが、部分的に網膜と増殖膜の間に隙間があるため、そこに硝子体カッターや水平・垂直剪刀を滑り込ませて増殖膜を分割（segmentation）することで、増殖膜から網膜への牽引を解除することができます。このときに出血したり、網膜裂孔・網膜剝離を作ってしまったりすることがあるため、術者は非常に集中してこの操作を行っています。

■ 介助者にしてほしいこと

　視認性の確保のため、角膜の乾燥予防や適切な水かけは前述したとおりですが、この作業（手順❸）から鑷子や剪刀、眼内ジアテルミーなどのさまざまな器具を使用して手術を進めていきます。術野を見ながら何が必要なのかを予想して、スムーズに器

具を術者に渡せるようにしましょう。

ポイントとなる手技や機器・器具

　増殖膜を処理するときは、引っ張って網膜裂孔や網膜剥離を起こさないよう、あるいは出血させないように注意しながら手術を進めています。術者の腕の見せどころです。

 後部硝子体膜・黄斑前膜・内境界膜を剥離する

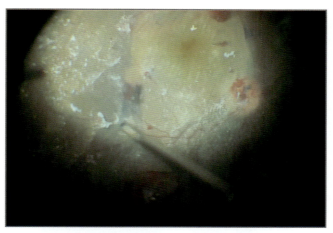

左眼の手術。内境界膜を剥離している状態。白い粉がマキュエイド®、青く見えるのがILM blue®で染まった内境界膜。鑷子で剥離している。

　糖尿病網膜症の患者さんの眼底には1枚、薄い後部硝子体膜が残っていることが多く、処理せずに手術を終わると、残存した増殖膜による牽引性網膜剥離や、新生血管からの硝子体出血の原因となるため処理することが望ましいです。また、黄斑前膜や黄斑浮腫を合併している場合は、黄斑前膜と内境界膜を剥離除去します。これらの膜は透明なので、マキュエイド®やILM blue®などの可視化物質を使用します。

介助者にしてほしいこと

　これらの手技は広角眼底観察システムを利用して行いますが、より鮮明に術野を観

察する場合に接触型コンタクトレンズを使用することがあります。接触型コンタクトレンズは角膜の上に乗せて使用するため、角膜とコンタクトレンズの間に血液が入らないように術野の出血を吸引しましょう。また顕微鏡が揺れると術野に影響するため気をつけましょう。

■ ポイントとなる手技や機器・器具

処理する膜は非常に薄く、網膜にくっついているため、膜だけをつまんで剥離します。

手順❺　光凝固を行う

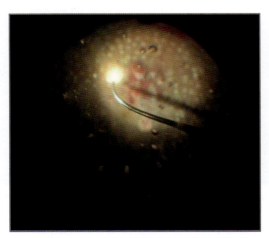

左眼の手術。白い斑点が網膜光凝固術後の凝固斑。
先が曲がっているレーザーを使用している。

　最後に網膜光凝固術を行います。手術では眼内を広く観察できるため、外来では追加できない最周辺部網膜への網膜光凝固術が可能です。増殖糖尿病網膜症は網膜虚血が強いことが多く、術後に網膜虚血が改善されていないと血管新生緑内障を合併することがあるため、手術中に赤道部から周辺部網膜に対して網膜光凝固術を行うことが大事です。術者によって何発凝固を行うかは異なります。筆者は術前に網膜光凝固術がまったくされていない症例には1,000発ほど行いますが、術後に強い炎症が起こるため、マキュエイド®を眼内に、あるいはテノン嚢下に投与して手術を終了することが多いです。

介助者にしてほしいこと

　基本的に術者は網膜光凝固術を何発打ったか、画面を見て確認していますが、介助者は500〜700発程度になったら術者に伝える方が、過剰に行うリスクを下げられるでしょう。またレーザー光を直視すると網膜障害を起こす可能性があるため、フィルター越しに見るようにしましょう。

ポイントとなる手技や機器・器具

　最周辺部の網膜に網膜光凝固術を行いやすいように、レーザーにはライトが付いていたり、先が曲がったりしているものがあります。

術後に患者さんに説明すべきこと

術後の見え方

　増殖糖尿病網膜症の患者さんの術後の見え方は病状によって異なります。たとえば黄斑部の機能が温存されていれば問題なく日常生活を送れることが多いですが、黄斑部や視神経の機能異常があると対象物がゆがんで見える変視症を自覚したり、汎網膜光凝固術を要した患者さんでは視野狭窄や、暗いところで見えにくくなる夜盲を自覚したりするなど、日常生活に支障が出ます。また、当初は良好な視力でも、のちに糖尿病黄斑浮腫を発症したり、糖尿病の管理が不良だと視機能は徐々に低下し、社会的失明となったりする患者さんもいます。患者さんが手術の効果に対して過度な期待をもつことのないよう、患者さんの質問に答えるときは注意が必要です。

眼帯の取り外し

　天理よろづ相談所病院（以下、当院）では入院中の場合、点眼時以外は眼帯を装用してもらっています。ただし患者さんのなかには片眼（非術眼）の視力が不良な人もいるため、その場合はガーゼを外して透明眼帯のみにすることもあります。退院するときは眼帯を外し、次の外来受診日までは寝るときにのみ眼帯を装用してもらいます。

眼科ケア　2025年春季増刊

感染症・合併症の対策

手術後の感染症の多くは7日以内に発症することが多く、眼痛や視力低下を訴えます。これらの症状が時間の経過とともに悪くなっている場合は、深夜であっても主治医や当直医に報告する必要があります。また術後出血などで眼圧が上昇していると眼痛や頭痛を伴った悪心・嘔吐を訴える患者さんもいるため、「術後だから痛いのはしょうがない」と軽く受け流すことは控えましょう。

術後の通院（入院）

入院期間や術後の通院については施設によって異なるでしょう。当院では増殖糖尿病網膜症術後の入院期間は1週間前後のことが多いです。入院中の生活は、シリコーンオイルや空気・SF_6（六フッ化硫黄）ガスを使用した場合は主治医が許可を出すまでうつむき安静や側臥位が必要です。退院後は、1週間前後で来院してもらいます。その後は状態を診察して徐々に間隔を延ばしていきます。

生活上の注意点（入浴、仕事、運転、運動、食事、化粧など）

当院では、術後3日目から首から下のシャワーを許可し、14日目から自身での洗髪、洗顔を許可しています。それまではタオルで顔を拭いたり、看護師による洗髪を行っています。仕事や運転は少なくとも退院後の外来受診まで控えてもらい、視力などをみて総合的に判断します。仕事はデスクワークなどの軽作業であれば比較的早くに再開できますが、重労働であれば1カ月は再開しないようにしてもらいます。運動も同様です。ただし、糖尿病の患者さんは40歳代などの現役世代が多く、仕事を休めない人がいるため、これらの期間は画一的にはせず適宜主治医が判断しているのが現実です。

執筆者：溝口周作

2章 眼科の手術とケア

8 網膜疾患のレーザー手術

どんな手術？

　網膜疾患のレーザー手術は、適応のある網膜疾患の進行や悪化を防止するために網膜を光凝固する手術法です。レーザー機器とレーザー用コンタクトレンズを用いて外来の暗室で行います（図）。レーザーの光による治療であるため、メスや針、糸を使用せず、基本的には眼内に貫通するような傷がつきません。観血的な手術と比較して安全性が高く、観血的な手術が必要な状態に進展する前の段階で病勢を食い止めることがおもな目的です。

手術の目的

網膜裂孔

　網膜裂孔では、裂孔の周囲をレーザー凝固で囲うことにより、網膜の接着力を上昇させます。裂孔が広がって本格的な手術が必要な網膜剝離に進行することを防ぐ目的があります。

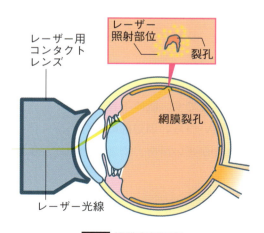

図 網膜光凝固術
レーザー用コンタクトレンズを眼球に直接当てて眼底の網膜を凝固する。

糖尿病網膜症、網膜静脈閉塞症

糖尿病網膜症や網膜静脈閉塞症などでは、虚血して傷んだ網膜を凝固することにより、網膜新生血管などの発生によって硝子体出血や緑内障などの合併症をひき起こす可能性を減らします。

網膜細動脈瘤、糖尿病黄斑浮腫

網膜細動脈瘤や糖尿病黄斑浮腫などでは、傷んだ血管に局所的に光凝固を行い、網膜血管からの水分の漏出を減らすことにより、網膜浮腫が改善して視力の回復につながることを目指します。

手術の適応

細かく分類すると光凝固の用途、適応は多岐にわたりますが、比較的よく行われる3つを解説します。

- 網膜の裂孔や円孔、もしくは将来的に裂孔が起こり網膜剥離につながりそうな網膜所見がある場合。
- 糖尿病網膜症や網膜静脈閉塞症などで、検眼鏡で見たとき、もしくは蛍光眼底造影検査などの画像検査を行ったときに、網膜に広範な虚血性の領域や網膜新生血管などが認められ、光凝固の適応と判断した場合。
- 蛍光眼底造影検査などで網膜浮腫の原因と思われる血管からの局所的な漏出所見を確認した場合。

上記で、観血的手術をまだ行う段階でない、もしくは観血的手術の前に処置しておく必要があると判断した場合にレーザー手術を行います。

手術時間

手術時間は数分〜十数分程度です。散瞳不良の場合や凝固する範囲が広い場合、凝固する範囲がレーザー光で狙いづらい周辺部の場合、硝子体の出血や混濁、白内障による混濁などで眼底の視認性が悪い場合、術者の熟練度がまだ低い場合などに時間が延びる傾向があります。

術前に患者さんに注意すべきこと

網膜疾患のレーザー手術を行う患者さんへの説明で注意すべきことは、以下の通りです。

- 網膜浮腫改善などの目的でない場合は、進行の悪化予防を目的としているため、治療することで見え方がよくなるわけではないこと。
- 点眼麻酔で表面の痛みをとっても、網膜への光凝固で痛みを感じる人も多いこと。
- 合併症として光凝固を行った部分の視野が悪くなること。
- 光凝固による硝子体出血や網膜浮腫などの合併症で、一時的に視力が落ち、硝子体内注射や観血的手術をしなければならなくなる可能性があること。
- 光凝固を行っても必ず病態が改善するという保証はなく、病態が悪化し観血的手術に移行する場合もまれではないこと。

などを医療スタッフがよく説明し、患者さんに理解してもらう必要があります。

必要な手術機器・器具

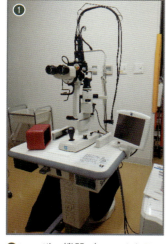
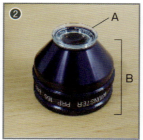
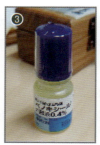
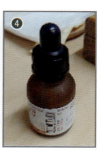

❶レーザー機器（マルチカラーレーザ光凝固装置 MC-500〔ニデック〕）
❷ A：レーザー用コンタクトレンズ（オキュラー）
　 B：マインスターPRP165°レーザーレンズ（オキュラー）
❸点眼麻酔薬（ベノキシール®点眼液0.4%〔オキシブプロカイン塩酸塩〕）
❹特殊コンタクトレンズ角膜装着補助剤（スコピゾル®眼科用液）

手術中の心得

患者さんの名前、手術を行う側の目、治療する範囲の確認を怠らない！

どの処置・手術でもそうですが、手術を行う側の目、患者さんの名前、治療する範囲を絶対に間違えないことが大事です。光凝固する場所を間違えると、永続的な視野障害、視力低下につながる可能性があります。眼科の場合、一日に診察する患者さんの数が多く、何人か連続して光凝固を行うこともよくあるためとくに気をつけています。

筆者の場合、光凝固を行う前にまずは診察室で本番と同様のレーザー用コンタクトレンズを入れてレーザー治療を行う範囲を確認します。本番の際も最初に眼内全体を見渡して、とくに間違えてレーザーを当ててはいけない網膜の中心部の位置をしっかり確認し、そこから病変部に焦点を移して治療を開始します。術中は、患者さんの身体の動きなどでレンズがずれてしまうこともあるため、レンズを装着し直すこともよくありますが、その際も再度眼内全体を見渡してから治療を再開します。

介助者は患者さんの身体が動かないように注意する！

介助に入るスタッフの心得は、患者さんの身体の動きに気を付けて必要に応じて声掛けをし、治療中に患者さんの頭や身体ができるだけ動かないように患者さんを支えることです。照射中に急に頭を動かしてしまうと病変とは違う箇所が焼けてしまう可能性があります。視力に影響する網膜中心部がダメージを受けてしまうと医療事故につながります。

手術の流れ

手順 ❶　患者さんの名前と目の状態を確認する　ココに注目！

　まず患者さんの名前を確認し、左右どちらの目を手術するかを確認します。次に、しっかり散瞳しているかを確認します。目の状態によっては、いくら点眼しても散瞳不良の人も多くいますが、少しでも大きく瞳孔が開いている方が術野の視界が広くなり円滑に光凝固を行うことができます。

■ ポイントとなる手技や機器・器具

　レーザー手術はやり直しのきかない不可逆性の治療です。患者さんの氏名を確認し、手術を受けるのは左眼か右眼かを患者さん自身に言ってもらうだけではなく、スタッフ、医師が視覚的に確認できるような目印を付けておくのがよいです。当院では、患者さんが首から下げたネームカードのストラップの紐にクリップを付けます。左眼を手術する場合は左側の紐、右眼を手術する場合は右眼の紐というように、左右どちらかの紐にクリップを付けることで確認しています。

手順 ❷　点眼麻酔を行う

　治療を受ける側の目が左右どちらかを確認した後、治療する側の目にベノキシール®点眼液0.4%で点眼麻酔を行います。点眼麻酔はしばらくしみ、かつ、痛みが出るため、治まるまで目が開けられない患者さんも多いです。

手順 ❸　患者さんの姿勢を確認する

　患者さんに顎を顎台に乗せてもらい、顎が顎台に、額が額当てに接触するような位置に顎台の高さを調整します。なおかつ、患者さんができるだけ苦しくない体勢を取れるよう調整し、頭部をマジックテープで固定します。

2章　眼科の手術とケア

8｜網膜疾患のレーザー手術

眼科ケア　2025年春季増刊　119

介助者にしてほしいこと

　介助スタッフは患者さんの横や後ろに立ち、必要に応じて頭や身体を支えて体勢を補助します。治療を行う医師と患者さんは必要ありませんが、介助者はレーザー照射の際に強い発光を目に受ける可能性があるため、保護眼鏡を着用します。

 眼底を確認する

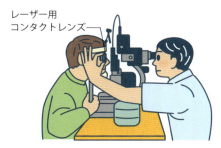

患者さんの目にレーザー用コンタクトレンズを装着し、眼底をのぞいている。

　コンタクトレンズ角膜装着補助剤であるスコピゾル®眼科用液をつけた接眼レンズを、患者さんのまぶたを開いて装着し、眼底を照らしていきます。

介助者にしてほしいこと

　麻酔をしていてもコンタクトレンズを装着する行為は患者さんに不快感を与えます。このタイミングで顎が顎台からずれたり、額当てから額が離れたりすることが起こり得るため注意が必要です。不快感で患者さんが力んでしまい、閉瞼が強くなることでレンズがなかなか入らなかったり、痛みを訴えたりするケースも多いです。介助者はできるだけ患者さんが力まないような声掛けが必要になります。

手順❺ レーザーを照射する

　部屋の電気を消し、光凝固する箇所を確認してレーザーを照射します。光が入るとかなりまぶしいです。レーザー照射で痛みを感じる人もいます。治療中も患者さんの頭が動くリスクはつねにあるため、患者さんの動きに気を付ける必要があります。

■ ポイントとなる手技や機器・器具

　治療の緊張感とコンタクトレンズによる眼球圧迫により、迷走神経反射（血圧低下や徐脈）を起こす可能性もあります。迷走神経反射を起こした場合は、患者さんが気分不快、嘔吐を起こして倒れ込み、早急にストレッチャーを用意しなければならないこともあります。念頭に置いておきましょう。

網膜裂孔

　網膜裂孔では、裂孔の周囲を2〜3列囲むようにレーザーを照射します。

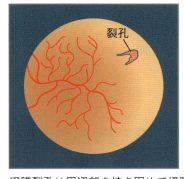
網膜にできた裂孔

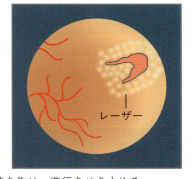
裂孔の周囲をレーザーで焼き固めている様子

網膜裂孔は周辺部を焼き固めて堤防を作り、進行をせき止める。

糖尿病網膜症、網膜静脈閉塞症

　糖尿病網膜症や網膜静脈閉塞症の場合は、蛍光眼底造影検査によって網膜が傷んでいる範囲を割り出し、対象範囲に凝固斑を敷き詰めるようにレーザーを当てます。凝固の範囲は、網膜の一部の場合もあれば、網膜中心部以外全周の凝固が必要な場合もあります。凝固範囲が広い場合は日を改めて数回に分けて光凝固します。

網膜全体が傷んでいる場合の汎網膜光凝固　　部分的に網膜が傷んでいる場合の光凝固

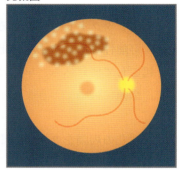

網膜静脈閉塞症、糖尿病網膜症では、網膜が傷んでいる範囲に凝固斑を敷き詰めるように一定の間隔を空けてレーザーを照射する。

網膜細動脈瘤、糖尿病黄斑浮腫

　網膜細動脈瘤や糖尿病黄斑浮腫の場合は、蛍光眼底造影検査で判明した水分漏出を起こしている箇所に、局所的に光凝固を行います。

局所レーザー

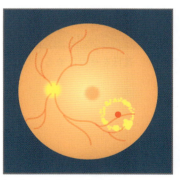
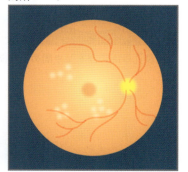

網膜細動脈瘤、動脈瘤からの漏出により、周囲に円状の滲出ができている。　　漏出を起こしている場所だけを局所的に光凝固する。

手順 ❻ 人工涙液で目を洗う

治療が終わった後は患者さんの頭部を固定していたマジックテープを外し、人工涙液で目を洗い流して終了です。

術後に患者さんに説明すべきこと

術後は、下記の点に注意して患者さんに説明を行います。

術後すぐの見え方や痛み

治療のため、網膜に長い時間、光を当てていたこと、瞳孔が開いたことでしばらくは見づらいが、数時間かけて元の見え方に戻ることを伝えます。

術中に光凝固で痛みを感じる人もいますが、痛みは基本的に永続的なものではないため、術後しばらくすると治まります。

術後のコンタクトレンズ装用後の注意点

光凝固治療は眼内に貫通するような傷はないため、眼帯は必要ありません。同様の理由で、感染予防のための抗菌薬の点眼なども必要ありません。しかし、コンタクトレンズ装着後は、目が荒れて角膜びらんを起こしてしまい、帰宅後に痛みを訴える患者さんがいるため、注意が必要です。

術後の通院、生活

術後の通院は、患者さんの状態に応じて数日後から数週間後まで、医師が判断して次回の来院予約を取ってもらいます。

術後の生活（入浴、仕事、運動、食事、化粧）などは基本的に普段通り行っても問題ないですが、レーザーの凝固斑の瘢痕化までは1〜2週間かかります。網膜裂孔などの場合は瘢痕化前に網膜剥離に進展しないためにも、その期間は激しい運動を控えるのがよいかもしれません。

術後合併症

術後の眼内の合併症として硝子体出血、黄斑浮腫、新たな網膜裂孔の出現、網膜剥離などを起こすことがあります。術後の視力低下、視野障害、飛蚊症の悪化などの症状がみられたら、適宜治療した医療機関に連絡を取り、診療日を早めた方がよいかの必要性を判断してもらうよう患者さんに伝えておきましょう。

治療の目的と見え方の注意点

光凝固術は、病態を現在の状態よりも悪化させない目的で治療を行うことが多いため、基本的には治療によって見え方が劇的に改善するものではありません。治療が適切に、合併症なく終了していたとしても病勢が治まらず、結果的に観血的手術が必要になる場合もあります。

高齢の患者さんなどの中には、術前に一度説明を受けて同意していても、後日の外来で「治療を受けたのに見え方がよくならない」「どうしてレーザー治療を受けたのに結局手術しなければいけないのか」と訴える人も多くみられます。一度説明した内容であっても、光凝固を行う目的をその都度しっかり説明し、患者さんの了承を得られると、無用なトラブルを防ぐことができるでしょう。

スタッフ間の連携

本稿では、代表的な光凝固を行う3つのパターンについて取り上げましたが、スタッフ間でも患者さんの病態や、何のために光凝固を行うかを把握しておくことはとても重要です。

今日の眼科の外来治療において、網膜光凝固術はとても件数が多く重要な処置となっています。日頃からスタッフ間の情報交換を密にして、連携の取れた対応を心掛けましょう。

執筆者：曽根雄一郎

2章 眼科の手術とケア

9 霰粒腫の手術

麦粒腫、霰粒腫とは

　俗に「ものもらい」と呼ばれる病気には、麦粒腫と霰粒腫があります。麦粒腫は細菌感染により起こる病気です。霰粒腫は眼瞼（まぶた）にあるマイボーム腺の出口が詰まって、慢性的な炎症が起こる結果、肉芽腫という塊ができる病気です。

　瞼板には、上下各30本程度の腺の導管があります。霰粒腫では、その腺の開口部が詰まり、瞼板内に分泌物がたまるためにコロコロと手で触れられます。これが「限局型」という初期段階です（図1-①）。その後、瞼板前面を破壊し、炎症を起こして疼痛、発赤を生じ、「びまん型（皮膚の菲薄化なし）」となります。温存すべき正常皮膚が侵されている状態で放置すると、瘢痕が残る可能性が高まる「びまん型（皮膚の菲薄化）」の段階へと症状が進行します。最終的には、皮膚が破裂して排膿する「びまん型（皮膚破裂）」まで進行します（図1-②）。破裂した皮膚は縦方向のひきつれや色素沈着を残すことがあるため、この段階に至る前に処置を行うのが理想です。

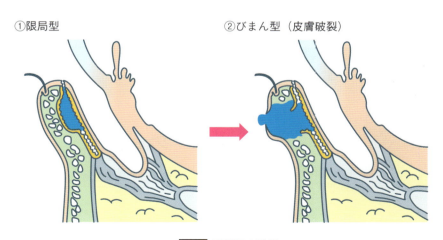

図1 霰粒腫の進行

どんな手術？

霰粒腫摘出術とは

　霰粒腫摘出術は、前述のような状態に対して、結膜側または皮膚側から切開を入れ、内容物を出す手術です。本稿では、霰粒腫摘出術について解説します。

病期と手術の適応、手術時間

　霰粒腫では、症状の進行により適応する手術が異なります。初期症状の「限局型」の場合は、経結膜的手術を行います。経結膜的手術は結膜側からのアプローチで、皮膚を切開しないため傷跡が残りません。「びまん型（皮膚の菲薄化なし）」から先の症状には、経皮的手術が適応となります。症状の進行により手術時間は変わりますが、経皮的手術では皮膚を切開するため、術後に切開創が残る可能性があります。

経結膜的手術

　「限局型」に適応となります。弾性硬の腫瘤を触れます（図2）。手術時間は5〜10分程度です。

①　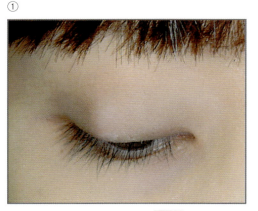
②　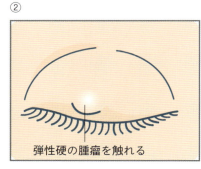

図2 経結膜的手術の適応症例

① 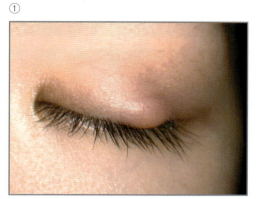 ②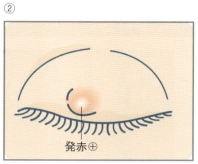

図3 経皮的手術の適応症例（びまん型〈皮膚の菲薄化なし〉）

① 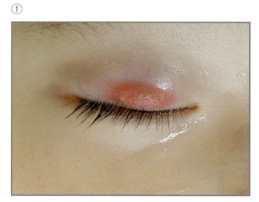 ②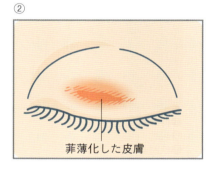

図4 経皮的手術の適応症例（びまん型〈皮膚の菲薄化〉）

経皮的手術

　「びまん型」に適応となります（図3、4）。手術時間は15〜20分程度です。皮膚を切開するため、通常は縫合が必要となります。抜糸は術後5〜7日に行います。

必要な手術器具

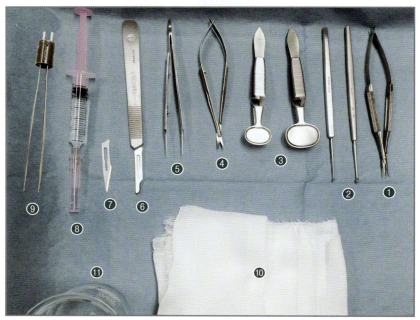

❶持針器
❷鋭匙
❸挟瞼器（大、中）
❹スプリング剪刀
❺有鈎鑷子
❻替刃メス No.15
❼替刃メス No.11
❽キシロカイン®注射液「2%」エピレナミン（1：80,000）含有
❾バイポーラ鑷子
❿ガーゼ
⓫生理食塩液

挟瞼器

　まぶたの組織を挟むことで固定し、血流遮断による止血効果と眼球保護が同時にできる優れた器具です。挟瞼器はほかの眼瞼手術にも使用できます。挟瞼器は斜めに掛けることで小さい範囲を挟むこともできるため、大きいものを使用した方が便利です。上眼瞼用の挟瞼器は楕円形のものがよいです。また、ばね式よりねじ式の方が調節しやすいです。サイズは経結膜的手術であれば小を、経皮的手術であれば中を第一選択とします。下眼瞼用の挟瞼器は、円蓋部の形に合わせて角型が用意されています。ただし、霰粒腫の手術の場合は、広い範囲に掛けるわけではないため、楕円形で問題ありません。

メス

皮膚の切開には替刃メスが広く用いられています。皮膚切開にはNo.15の替刃メスが適しており、経結膜的に穿刺する場合はNo.11の替刃メスを用います。

止血器具

止血器具にはモノポーラと鑷子型のバイポーラがあります。眼瞼手術では、出血点の血管を挟んで確実に止血できるため、バイポーラ鑷子が使用されます。バイポーラ鑷子は白内障手術で使用する機器に付属しているもので問題ありません。

◇ 手術中の心得 ◇

▎完全な消毒はできないと考える！

　霰粒腫摘出術では、まつげや涙点が術野に露出しているため、完全な消毒はできないと考えた方がよいでしょう。眼瞼は血流がよく、感染しにくい場所であるため、心配はいりません。

▎挟瞼器で眼瞼を挟む際は、患者さんの痛みの訴えを看過しない！

　挟瞼器で眼瞼を挟む行為は、麻酔がしっかりと効いていないとたいへん痛いものです。眼瞼の皮膚側と結膜側から十分に麻酔薬を注入し、患者さんの痛みの訴えを看過しないようにしましょう。

▎内眼手術の器具はあまり使えない！

　霰粒腫摘出術では、M.Q.A.より綿棒やガーゼが役に立ちます。器具はいずれも、内眼手術で使用する器具よりも一回り大きなものを用います。

▎眼軟膏を塗布して手術終了！

　経結膜的手術、経皮的手術ともに、眼軟膏を塗布して手術を終了します。眼軟膏を術野に塗布する場合は、あらかじめ何らかのディスポーザブル製品の上に必要量を出しておくと、器具に付いた眼軟膏を拭き取る手間が省けます。

手術の流れ

手順 ❶ 局所麻酔を行う

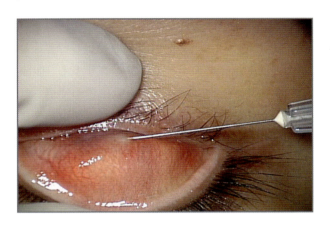

　挟瞼器を掛ける皮膚の範囲全体に、皮下麻酔と円蓋部麻酔を行います。皮下麻酔と円蓋部麻酔のどちらか片方では、効果が不十分です。まずは眼瞼を翻転して、円蓋部へ注射を行います。円蓋部は注射液によってすぐに膨隆するため、0.25〜0.5mL程度の注入量で十分です。次に皮下麻酔を行います。最初の注入量は、蚊に刺された際の膨隆を作る程度です。その膨隆を指で円を描くように押し広げ、皮下に拡散させます。そして、麻酔が効いた場所から追加の注入を行います。挟瞼器を掛けるため、麻酔は十分に広い範囲に行います。円蓋部麻酔を行う際は、両手で眼瞼を翻転します。術者が不慣れな場合は、介助者の助けが必要となることがあります。また、円蓋部の麻酔時に、誤って瞼板そのものに刺そうとしていることがあります。そのような間違いを起こさないように、ふだんから上眼瞼の翻転時に観察し、どれが瞼板かを確かめておきましょう。

■ 介助者にしてほしいこと

　とくに円蓋部の麻酔は痛みを伴うことがあるため、患者さんに声掛けなどをしましょう。

◆ ポイントとなる手技や機器・器具

　先に円蓋部の麻酔を済ませます。これは皮膚の注射を先にすると、眼瞼を翻転しにくくなるためです。円蓋部麻酔では、中指で眼球を圧迫すると円蓋部の組織が前方に出てきて、注射が容易となります。下眼瞼の場合は「あかんべえ」の要領で、下方の皮膚を牽引して円蓋部を露出します。

◆ 起こりやすいトラブル

　皮下麻酔を行う際に、瞼縁付近では皮膚から1〜2mmより深く針を刺すと、血管に当たるリスクが高まります。血管に当たると、皮下出血の原因となります。そのようなリスクを避けるために、まずは浅いところに刺し、麻酔薬が広がった先に、再度、浅く刺します。つまり何カ所も刺す必要がありますが、それにより患者さんの疼痛を軽減させることができます。

手順❷　挟瞼器を掛ける

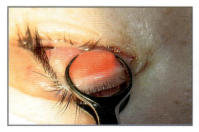 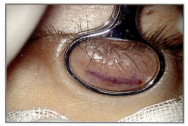 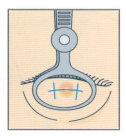

　止血、術野の固定、眼球保護のために挟瞼器を掛けます。挟瞼器を掛けないと、術野に血が溢れて視認性が悪くなるとともに、術野が安定せず、鋭匙での掻爬が難しくなります。内容物の取り残しを防ぐためにも、必ず挟瞼器を使用します。結膜側からアプローチする際に、眼瞼を翻転させると、霰粒腫の位置がわかりにくくなり、どこを切開すればよいか迷うことがあります。それを防ぐために、まずは視診と触診で皮膚側から霰粒腫の範囲を調べ、ピオクタニンなどでマーキングし、その後、腫瘤中心の瞼縁にもマーキングします。これを目印にして、結膜切開を行います。局所麻酔を

行い、腫瘤の周囲が腫れると、霰粒腫の範囲がわからなくなることがあるため、マーキングは麻酔の前に行ってもよいでしょう。それでもわからなくなった場合は、挟瞼器を左右にずらし、引っ掛かりがあるところで止めれば、内容物が多いところをおおよそ把握できます。局部に比べて挟瞼器が大きい場合は、斜めに掛けることで小さい範囲にも対応できます。

介助者にしてほしいこと

挟瞼器の柄が、もう片方の目や鼻にかかると、患者さんが不快感を感じるため、そうなっていないか、患者さんを観察しましょう。

ポイントとなる手技や機器・器具

挟瞼器を掛ける際は、マイボーム腺の開口部を潰さないように、また、瞼縁を挟まないようにします。挟瞼器を掛けたときに患者さんが痛みを訴える場合は、直ちに外して、麻酔を追加します。多くは皮膚側の痛みであるため、広範に麻酔を追加します。

手順❸　結膜を切開する

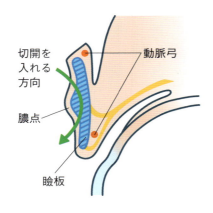
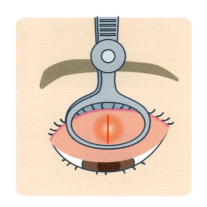

結膜側から切開を入れるときは、瞼板の分泌腺の方向に沿って、垂直に切開を行います。これは、マイボーム腺をできる限り傷害しないようにするためです。No.11の替刃メスで必要最小限の深さと長さで、切開を加えます。瞼板の上下縁には動脈弓が

通っており、損傷すると止血は困難です。そのため、必要以上に大きく、深く切らないようにします。結膜側の瞼板が薄くなっている場所は「膿点」と呼ばれ、ほんの少しの切開で内腔にアプローチできます。場合によっては、鑷子などの先で鈍的に圧迫を加えるだけで穿刺が可能です。

時に、霰粒腫は2つ以上がつながるようにして広がっている場合があります。1カ所の切開からすべてを摘出できない場合は、ちゅうちょせず、もう1カ所に切開創を作製します。

■ 介助者にしてほしいこと

替刃メスは先端の尖ったNo.11を用います。術者に手渡す際などは、扱いに気を付けましょう。

■ ポイントとなる手技や機器・器具

切開は必要最小限に入れることがポイントです。余計な切開を入れてしまうと、とくに瞼縁と反対方向では動脈が走っているため、コントロールするのが難しい出血が生じることがあります。

手順❹　結膜から搔爬する

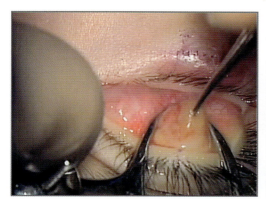
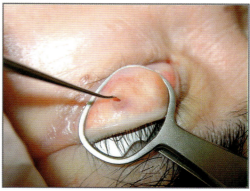

鋭匙で内容物を掻爬します。切開創から鋭匙を入れ、360°すべての方向に鋭匙を向けて、取りこぼしのないようにします。内容物は液体、半固体、肉芽組織などです。おおよその内容物を出したら、腺細胞をすべてこそげ落とすつもりで、内腔すべてを掻き出します。鋭匙のみでの摘出が難しい場合は、適宜、鑷子で引っ張ったり、ガーゼで内部をこすり、完全摘出を目指します。

▌介助者にしてほしいこと

鋭匙は小さく、先端が少し曲がったものを用意するとよいでしょう。

▌ポイントとなる手技や機器・器具

　内容物を隅々まで掻き出します。内容物が取り除かれた後は空洞となりますが、完全に摘出できたかどうか、確認は難しいです。最後に挟瞼器を外した際に、指で霰粒腫のあった範囲を触診し、少し残っている感触がある場合は、その部分をぎゅっとつまんでみると、残りの内容物が出てくることがあります。

手順❺　皮膚を切開する

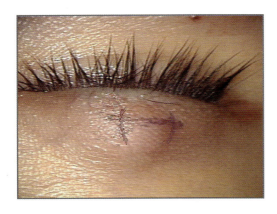
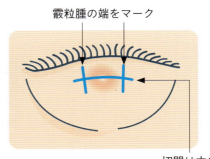

霰粒腫の端をマーク
切開は中央

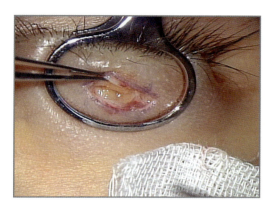

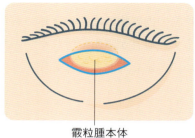

霰粒腫本体

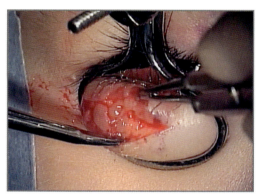

　皮膚の切開は瞼縁近くの目立たない位置で、内容物より左右に少し大きめにデザインします。皮膚割線に沿うように横方向に切開すると、術後の切開創が目立ちません。眼輪筋を分けると、すぐに瞼板に到達します。触診で霰粒腫の位置を確かめながら、左右の健常な瞼板まで十分に露出します。瞼板に対して、フラップが作製されるように切開を入れます。この場合、できるだけ霰粒腫の辺縁に沿って切開を加えるとよいでしょう。瞼板が破壊されて内容物が軟部組織に脱出している場合は、両側の健常な瞼板をまず露出します。それを拠点として、残された瞼板の位置を探るようにしなければ、位置関係を誤認しやすくなります。内容物が皮膚を破って出てきている場合は、できるだけ破裂した皮膚を含むように、切開創を作製します。皮膚を切開すると、すぐに肉芽となった内容物が出てくるはずです。

■ 介助者にしてほしいこと

　霰粒腫の内容物は肉芽や液体であり、内眼手術に比べて、べたべたとしたものが多く出ます。器具が眼脂で汚れやすいため、器具が汚れるたびに拭けるように、ガーゼを多めに準備しておきましょう。

■ ポイントとなる手技や機器・器具

　皮膚は横方向に切開します。辺縁から大きなフラップを作るように切開を入れ、瞼板の創の自己閉鎖を期待します。

手順❻　皮膚側から内容物を除去する

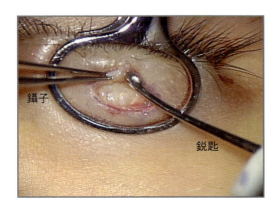
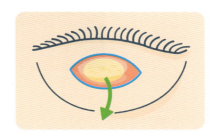

　鋭匙で内容物を除去します。鋭匙のほかにも、ガーゼや鑷子などを用いて内容物を摘出します。内腔壁についている腺細胞をそぎ落とす要領で行います。片方の鑷子でフラップを持ち、フラップの裏側までていねいにそぎ落とします。

■ 介助者にしてほしいこと

　経皮的手術でも鋭匙を用います。創の大きさに合わせたものを用意しましょう。

■ ポイントとなる手技や機器・器具

　内容物が瞼板から出ている場合は、健常組織を切除し過ぎないように注意します。経過の長い患者さんでは、眼輪筋が融解して肉芽に置き換わっており、すべて切除すると、組織の陥凹を来すことがあります。

手順❼　皮膚側から止血する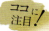

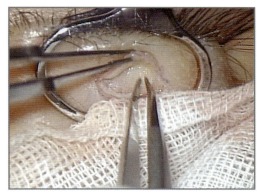 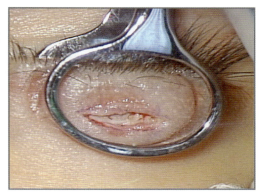

　切開を入れた部分と内腔の底部を十分に凝固します。瞼板の微小血流は不規則で、至るところから出血します。出血点は放置するよりも、熱凝固した方が眼瞼全体への侵襲が小さいと考え、ほぼ全面を焼灼した方がよいでしょう。瞼板より前の軟部組織は、左右の角を中心に止血します。挟瞼器を緩め、出血点を確認し、さらに止血します。経結膜的手術では、バイポーラ鑷子が細いものである場合は、切開創から内腔に差し込んで焼灼します。焼灼が困難な場合は、後述する圧迫止血を行います。動脈出血がある場合は、少し切開創を広げてでも、バイポーラ鑷子で止血した方がよいです。

■ 介助者にしてほしいこと

　凝固はモノポーラではなく、バイポーラ鑷子を用います。出力は白内障手術などで用いる設定の2～3倍程度に調節します。バイポーラ鑷子の先端は、できる限り直線的で曲がっておらず、あまり尖っていないものが使いやすいです。

■ ポイントとなる手技や器具

　挟瞼器を外す際は、ねじを少し緩めて、動脈性出血がないことを確認したら、後は一気に外します。半端な力をかけると、静脈性のうっ血性出血が多くなるためです。出血が多い場合は、ねじを締め直して、焼灼を追加します。

手順❽　皮膚を縫合する

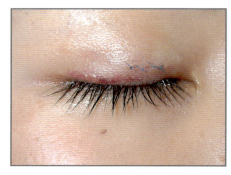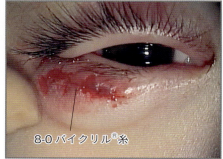

8-0バイクリル®糸

　7-0ナイロン糸（ポリプロピレン）で皮膚を合わせるように縫合します。内容物を排出できるように、皮膚は合わせるだけとし、密に縫う必要はありません。結膜側から切開した場合は、大きさにかかわらず、縫合はせずに手術を終了します。

■ 介助者にしてほしいこと

　縫合糸は7-0ナイロン糸または6-0ナイロン糸がよいです。針の長さは9〜13mmの弱湾が適しています。あらかじめ術者の意向を確認しておきましょう。

■ ポイントとなる手技や機器・器具

　皮膚が欠損しているなどにより、きれいに縫合できない場合は、無理に縫合する必要はありません。あらかた縫合して、術後に頻繁に眼軟膏を塗布したほうが、かえってきれいに治ります。小児など、何らかの理由で抜糸ができない場合は、7-0バイクリル®糸または8-0バイクリル®糸を用いるとよいでしょう。

術後に注意すべきこと

圧迫止血を行う

　経結膜的手術の場合は、止血が思うようにできないことがあります。念のため、すべての患者さんに 図5 のように机に向かって肘をついて座り、手の平の母指球辺りで目を押さえ、頭の重みで圧迫する止血方法を10分ほど行ってもらいます。座位になることにより、頭部の脈圧低下を期待できます。また、患者さんが自分で圧迫することにより、過度の眼球圧迫を回避できます。10分経ったらガーゼを外して止血を確認し、帰宅してもらいます。

抜糸

　抜糸は術後5～7日で行います。経皮的手術の場合は縫合するため、抜糸が必要です。

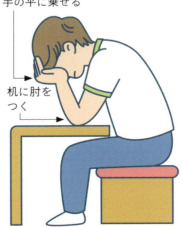

図5 圧迫止血の方法
机に肘をつき、手の平側の母指球をガーゼの上から当て、創部を圧迫する。

術直後の洗顔

顔を水で洗うことは、手術の翌日から行っても問題ありません。ただし、心理的な抵抗があり、なかなか水で顔を洗うことができない患者さんも多いです。患者さんが心配しているようであれば、眼軟膏を塗って様子をみてもらいます。

手術当日は帰宅しても、できる限り座位で過ごす

手術当日は、帰宅してもあまり寝転がらずに、座位でいてもらいます。目が心臓より高い位置にあるほうが、目の腫れを予防できます。就寝時は構いませんが、それまではできるだけ寝転がらずに、起き上がって座っているように説明しましょう。

術後2日間は体を温めないようにする

術後2日間は、体を温めないように気を付けてもらいます。運動したり、お酒を飲んだりすると、傷がうずくことがあります。

抜糸まで眼軟膏をしっかりと塗る

経皮的手術では、術後に眼軟膏をしっかりと塗ってもらいます。傷をきれいに治すには、1日5～6回、眼軟膏を塗り、傷が乾かないようにします。これを抜糸まで続けてもらいます。

副腎皮質ステロイドと抗菌薬を点眼する

経結膜的手術では、目やにがおさまるまで点眼薬を使用してもらいます。効果の弱い副腎皮質ステロイドと抗菌薬の点眼薬を処方し、数日間、点眼してもらいます。

再発

霰粒腫は再発することがあります。原因箇所のマイボーム腺は、一つのまぶたに30本ほどあります。1カ所が治ったとしても、その隣のマイボーム腺から発生することがあります。すぐ隣のマイボーム腺から生じると、まるで再発したように見えますが、厳密には同じ場所に再発するわけではありません。

高齢者で霰粒腫を繰り返す場合は、脂腺がんを疑う

高齢者で霰粒腫を繰り返す場合は、脂腺がんの可能性があります。霰粒腫を繰り返す場合は、一部の組織を取り、顕微鏡で確認した方がよいことがあります。霰粒腫のように見える病気の一つに脂腺がんがあります。脂腺がんは薬物などでは治りにくいがんで、手術治療が中心となります。

小児へ麻酔を行う場合

小児の場合は、麻酔を行うことについて、小児本人と保護者に相談する必要があります。小児でも霰粒腫を繰り返す場合があります。成人であれば局所麻酔で済む場合も、小児では眼球が近いため安全確保のために全身麻酔が必要であったり、麻酔を行わず、押さえつけて少し切開をしたりということが必要となることがあります。

手術の傷跡

経皮的に処置しなければならない霰粒腫は、放置していると目立つ跡が残ることがあります。手術跡の方が、放置するよりもきれいに治ると考えましょう。また、術後の傷がどれだけきれいに治るかは、患者さん本人の手入れにかかっています。毎日欠かさずに眼軟膏を塗ってもらい、不要なかさぶたは落ちるままにし、乾かさないようにして過ごしてもらうように説明しましょう。

手術の費用

霰粒腫摘出術の費用は、健康保険で3割負担となります。通常、切開のみで1,230円、経結膜的手術では2,100円、経皮的手術では4,980円がかかります。

執筆者：野田実香

眼科ケア　2025年春季増刊

2章 眼科の手術とケア

10 眼瞼内反症の手術

眼瞼内反症とは

　まぶたは球体である眼球に密着するように、横方向（眼輪筋、靭帯）と縦方向（下眼瞼牽引筋腱膜群）の牽引力が働いています（図1、2）。加齢により組織が緩み、不安定になった眼瞼が眼輪筋の収縮により内側にぐるっと回転するのが眼瞼内反症です（図3）。眼球に、まつげと皮膚が常時触れるため、違和感や疼痛をひき起こします。眼瞼内反症の患者さんの多くは「目に違和感があります」としか言いません。とくに高齢の患者さんでは、治療を行わずに放置し、寝たきりとなって手術が不可能になると、24時間、目に物が入っているような感覚になることもあります。そうなる前に、適切な治療を行わなければなりません。

どんな手術？

　眼瞼内反症の手術では、横方向（眼輪筋、靭帯）と縦方向（下眼瞼牽引筋腱膜群）に緊張をもたせます。眼瞼内反症の手術には、以下のようにいくつか種類があります。

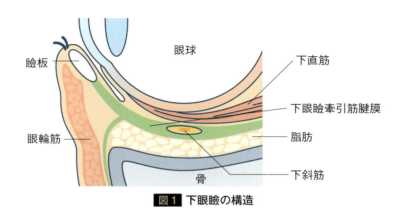

図1 下眼瞼の構造

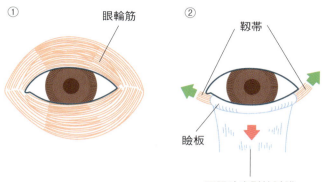

図2 まぶたの構造
①眼輪筋は眼球を取り囲み、収縮により眼球方向に移動する。
②瞼板は靱帯により横方向に支えられ、下眼瞼牽引筋腱膜により下方に眼球に密着するように牽引される。

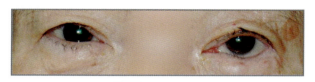

図3 眼瞼内反症
左眼の下眼瞼のまつげが眼球に触れている。まつげの生え際が正面から見えない。右眼は正常である。

眼瞼内反症の種類

眼輪筋短縮術

　眼輪筋を短縮する手術です。手技が簡単で、手術時間も短いため、数多く行われています。

瞼板短縮術（クーント‐シマノーフスキー法）、Lateral tarsal strip（LTS）

　組織を短縮することにより、横方向（眼輪筋、靱帯）の緊張を取り戻す手術です。

下眼瞼牽引筋腱膜群前転法（LER advancement〈Kakizaki法、Jones変法〉）

　下眼瞼牽引筋腱膜（lower eyelid retractors；LER）を前転させることにより、縦方向の緊張を取り戻す手術です。

手術の適応

目の痛みや違和感、視力低下などの症状がある場合は、すべて適応となります。

手術時間

手術時間は、片眼で10〜40分程度です。

術前に注意すること

重症の患者さん以外は、予定手術で問題ありません。患者さんの主訴が数年前からの目の違和感であることも珍しくありません。しかし、眼瞼内反症は重症化すると危険です。角膜障害が慢性化し、重症化すると、角膜感染や角膜穿孔、眼内炎、脳炎と進行し、死亡につながる恐れもあります。また、ほかの疾患でも言われることですが、患者さんに糖尿病性神経障害による知覚低下がある場合は、軽い自覚症状しかなく、受診までに時間がかかる割に、治癒しにくく、重症化しやすい傾向にあります。重症化のサインは、①目やにの増加（角膜感染と角膜穿孔により生じる）、②充血や疼痛などの炎症症状の増悪、③急激な視力低下です。認知症のため介護施設に入所している患者さんも多く、介護施設の担当者しか患者さんの症状がわからない場合も多々あります。認知症の患者さんのように、目が痛くても、それを説明できない患者さんもたくさんいるため、筆者は眼瞼内反症の手術は、何らかの症状があれば実施すべきと考えます。

必要な手術器具

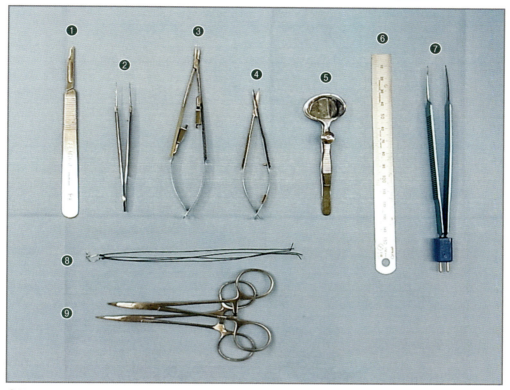

①替刃メス No.15（フェザー安全剃刀）
②カストロヴィーホー氏角膜縫合鑷子 0.45mm（イナミ）
③カストロヴィーホー氏持針器 曲（イナミ）
④スプリングハンドル式剪刀（イナミ）
⑤デマル氏挟瞼器（エムイーテクニカ）
⑥メジャー
⑦バイポーラ鑷子
⑧中村氏釣針型開創鉤（中、絹糸付き、イナミ）
⑨モスキート鉗子

カストロヴィーホー氏角膜縫合鑷子 0.45mm（イナミ）

　ほかの眼科鑷子と比べて丈夫で、皮膚をしっかりと把持できます。眼瞼手術には、この程度の大きさの鑷子を使用するとよいでしょう。

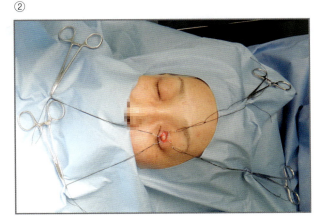

図4 中村氏釣針型開創鈎

カストロヴィーホー氏持針器 曲（イナミ）

　結膜縫合時に使用する持針器と比較して大きく、より太い糸をコントロールするのに適しています。

中村氏釣針型開創鈎（中、イナミ）

　中村氏釣針型開創鈎（図4-①）は、眼瞼手術を行う際に必ず用意したい器具です。0号の絹糸を緩く結び、糸の端をモスキート鉗子でドレープに固定します（図4-②）。創部の展開は、瞼板や皮膚に通糸して牽引する方法と、開創鈎で展開する方法が一般的ですが、通糸は眼球を損傷する危険があります。また、介助者に展開してもらう方法も、介助者が適切な力をかけられない場合が多いです。中村氏釣針型開創鈎は先端が鈍であり、組織を貫通しません。また、モスキート鉗子をドレープに固定することで、モスキート鉗子の位置をずらすだけでテンションの変更が可能です。腫瘍の摘出から眼瞼下垂、眼瞼内反症まで使用でき、汎用性が高いです。中村氏釣針型開創鈎にかける力は、手術ごとに変えます。置いておくだけの弱い力から、組織が反り返るくらいの強い力まで、さまざまです。なお、二爪鈎の場合は、介助者が力加減を調節しなければなりません。二爪鈎なども、いつも同じ力で引けばよいわけではないことを知っておきましょう。

手術中の心得

▍術中は手術をしていない方の目にも注意を払う！

　術中、術者は手術に一生懸命になっています。そのため、手術をしていない方の目に注意がいきにくく、患者さんのまぶたが開いていても、誰も気付かないことがあります。とくに全身麻酔下での手術で顕著で、他科の全身麻酔下での手術が終了し、麻酔から覚めると、患者さんが痛みを感じ、「患者さんが目が痛いと言っています」と他科から呼ばれることもあります。これらのことから、意識のある患者さんには閉瞼を指示したり、全身麻酔下で手術を受ける患者さんや、どうしても目を開けてしまう患者さんには、タリビッド®眼軟膏0.3％（オフロキサシン）などの軟膏を点入します。

▍術者に糸を渡す際は、糸の種類、糸を切るかどうか、糸の長さ、順針か逆針かを確認する！

　一般に、眼瞼手術では数種類の糸を使用することが多いです。切開や縫合は術者の仕事ですが、糸を把持させた持針器を術者に渡すのは介助者の重要な役目です。術者に渡す際は、①順針か逆針か、②糸を切るかどうか、切る場合はどのくらいの長さで切るかが重要です。これらは使用する糸の種類によって異なるため、手術に使用する糸が決まったら、術者に確認します。術者には「どの糸を使いますか？ 長さはどうしますか？」と聞くとよいでしょう。

手術の流れ

手順❶ 皮膚をデザインし、切開する

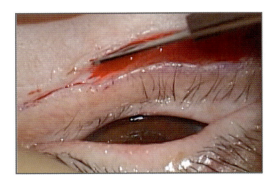
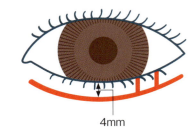

皮膚切開は睫毛列より4mm空け、縦の切開線は角膜に触れないようにする。

　まつげの付け根（睫毛列）から4mmほど離れたところに、皮膚ペンなどで瞼縁と平行に横切開用のラインを書きます。また、角膜に触れないように注意して、耳側に縦のラインを書きます。次に、皮膚にテンションをかけ、15番の替刃メスで切開します。慣れないうちは角板や挟瞼器で眼球を保護します。

■ 介助者にしてほしいこと

　眼形成手術はデザインが命であり、皮膚の切開はデザインどおりに行わなければならないため、筆者は術中、最も緊張します。また、患者さんも術前がいちばん緊張していますが、手術が始まり、皮膚を切開しても痛みがほとんどないことがわかると、術中に寝てしまう患者さんも多いです。スタッフも可能な限り、患者さんがリラックスできる雰囲気を維持しましょう。

■ ポイントとなる手技や機器・器具

　15番の替刃メスは切開の基本道具であり、丸い刃は皮膚切開には万能です。本稿では取り上げていませんが、11番の替刃メスは刃が直線的で、先端を利用して切開するのに適しています。15番と11番の替刃メスで、ほとんどの切開に対応できます。これに加えて、電気メスやレーザーなどを使用することもあります。

■ 起こりやすいトラブル

　筆者の周囲では確認していませんが、皮膚切開時に眼球を損傷する可能性があります。そのため、角板や挟瞼器、眼球シールドなどで眼球を保護する習慣をつけた方が安全です。とくに電気メスとレーザーは術者が力加減を調節できないため、どこまでも切れてしまいます。そのため、初心者はメスを使用する方が安全です。

手順❷　瞼板を露出させる

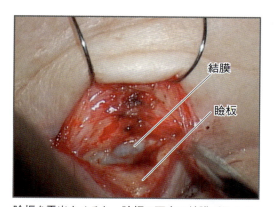

瞼板を露出させると、瞼板の下方に結膜が見える。

　中村氏釣針型開創鈎で創部を下方に展開し、スプリングハンドル式剪刀で瞼縁側に向かうと、白色の瞼板に当たります。後で瞼板に縫着するため、前面の眼輪筋を外し、露出させます。その後、瞼板下縁を露出させ、そのまま結膜側へ向かいます。結膜を1枚だけ残して、剝離を進めます。

■ 介助者にしてほしいこと

　中村氏釣針型開創鈎はドレープにモスキート鉗子で固定しますが、患者さんが動くと、鈎にかかるテンションが変化します。患者さんの動きが多いときは、じっとしていてもらうように声を掛けましょう。患者さんが痛みを訴える場合は、麻酔を追加する必要がありますが、ずっと同じ姿勢を保持できない患者さんもいます。膝の下にクッションを入れるなどして、患者さんが安楽に体位を保持できるようにしましょう。

■ ポイントとなる手技や機器・器具

　中村氏釣針型開創鈎で皮膚を下方に牽引します。開創鈎がない場合は、有鈎鑷子や二双鈎で介助者が引いてもよいです。引き過ぎると切開創が下方にずれ、瞼板の露出が困難になるため、皮膚を優しく引く程度でよいです。

■ 起こりやすいトラブル

　下眼瞼の瞼板は縦幅5mmです。下眼瞼の瞼板は上眼瞼の瞼板の半分の幅しかないため、慣れないと見つけにくいこともありますが、瞼板は瞼縁に固定されており動かないため、焦らずに探し出しましょう。また、スプリングハンドル式剪刀で瞼板に切り込んでしまったり、瞼板を切断してしまったりしても、縫合して手術を続行すれば大丈夫です。

手順❸　下眼瞼牽引筋腱膜群（LERs）を露出させる

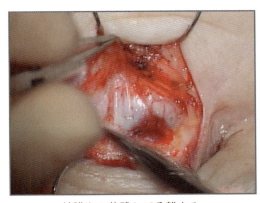

結膜を1枚残して分離する。

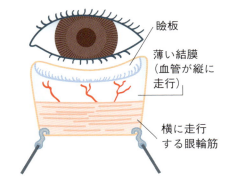

瞼板の下縁は結膜を1枚残して剝離する。

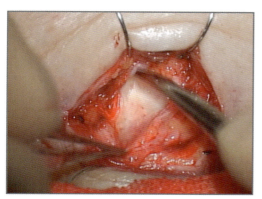 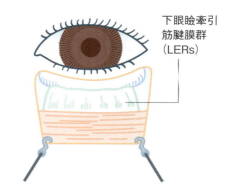

白色の組織が目的のLERsである。

下眼瞼牽引筋腱膜群（LERs）

　LERsは、下直筋から分離して瞼板下縁に付着しており、下を見たときに下眼瞼を移動させ、目の邪魔にならないようにするはたらきがあります。それと同時に、眼瞼を眼球に密着させるはたらきもあります。加齢性変化によりLERsと瞼板との緊張が失われると、瞼板が不安定となり、内反しやすくなります。 手順② で結膜を残して剥離、分離した組織の中に、目的のLERsがあります。眼輪筋を切開して、ていねいに展開すると、薄い白色の線維性組織が確認できます。LERsかどうかわからない場合は、それと思われる組織を鑷子で把持したまま、患者さんに「下を見てください」「上を見てください」と指示すると、下方視により引っ張られる様子がわかります。

■ 介助者にしてほしいこと

　LERsを確認する際に、患者さんに上下を見てもらいますが、そのときに難聴の患者さんや、緊張してうまく眼球を動かせない患者さんがいます。術後に患者さんにそのときのことを聞くと、「目を閉じている状態で、どうやって見ればよいかわかりませんでした。目を勝手に開けてよいかもわからず、緊張していたこともあり、先生の言っている意味が理解できませんでした」と言うことがあります。スタッフは術者の指示が患者さんに伝わっていないと感じたら、あらためて指示しましょう。

■ ポイントとなる手技や機器・器具

　開創鈎を下方に掛けて皮膚を引き、術野を展開しますが、開創鈎を深く掛け過ぎる

と、開創鈎が牽引している組織に引き込まれ、LERs が探しにくくなります。スタッフは二双鈎などでの牽引を指示された場合は、深く掛け過ぎたり、強く牽引し過ぎたりしないように注意しましょう。

■ 起こりやすいトラブル

　LERs が見つからないことが、もっとも予想されます。構造的には、上眼瞼の挙筋腱膜の下眼瞼バージョンと思いましょう。上眼瞼は重力に逆らって眼瞼を開ける役割であるのに対し、下眼瞼は下方視の際に下に引くだけでよいため、強力な組織である必要はありません。そのため、LERs は薄く脆弱であり、術中に見つけにくいです。「ポイントとなる手技や機器・器具」で前述したように、介助者の牽引の良し悪しにより、術者の切開の方向が変わることがあります。強く引けば、引いた方向に切開線がずれ、弱く引けば、術野が狭く、手術がしにくくなります。つねに同じ力で引けばよいというわけではなく、手術の進行度合いと術者の好みによって変わるため、スタッフは何度か介助に入り、覚えていきましょう。「さっきは先生に『強く牽引して！』と言われたのに、『強過ぎる！』と言われた」と思う場面もあるかもしれませんが、それは手術の進み具合が変わったか、術者が感情的になっているかのどちらかであるため、気を取り直して何度でも挑戦しましょう！

手順❹ 瞼板を短縮し、縫合する <ココに注目！>

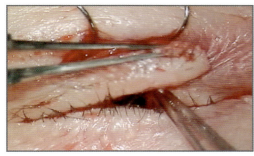
鑷子で切除量を決める。重なっている量が切除量である。

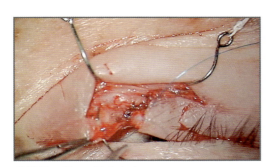
瞼縁ぎりぎりに通糸する。

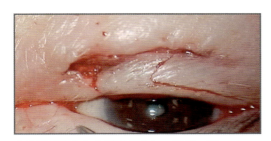
1糸目で縫合した瞼縁がきれいに揃っている。

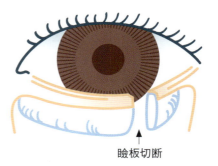
瞼板切断

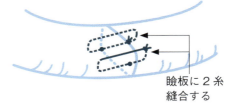
瞼板に2糸縫合する

　瞼板を縦に切断した後、瞼板下縁に付いている結膜を切開して分離します。切断した瞼板同士を鑷子で把持して引き寄せます。瞼板が重なる場合は、重なった部分を切除してよいです。重なる部分は多くが4〜8mm程度に収まります。瞼板下縁には動脈があるため、あらかじめ切除量を決めておきます。切断すると出血し、拍動する動脈出血を見て一瞬、驚くかもしれませんが、肉眼で見ると大した出血ではありません。

慌てずにバイポーラ鑷子などで止血します。縫合は 6-0 プロリーン®糸などの非吸収糸の丸針を用います。1 糸目は瞼縁ぎりぎりに通糸します。この時点で、内反が消失していること、瞼縁がきれいになっており、段差などがないことを確認します。本稿で解説した術式の中で、最も大切な縫合です。瞼縁に段差などがあれば、ちゅうちょなくやり直します。

介助者にしてほしいこと

　出血した場合は素早く止血しなければ、術野が汚くなり、正確な手術の妨げとなります。介助者は出血を確認したら、術者にバイポーラ鑷子を渡せるように準備します。介助者が開創鈎を引いて展開している場合は、可能であれば開創鈎を動かすべきではありません。術野のどこから出血したのかは重要な情報であり、開創鈎を動かすと、それがわからなくなってしまいます。

ポイントとなる手技や機器・器具

　瞼板の形を決定する 1 糸目が何よりも重要です。瞼縁ぎりぎりに通糸するため、非常に気を使います。この 1 糸で内反を消失させることができます。

起こりやすいトラブル

　通糸がうまくいかない場合は、瞼板の固定が悪い可能性があります。術者が左手で瞼板の切断面を把持し、右手の持針器で通糸しますが、把持している瞼板がぐらつくことも多いです。可能であれば、介助者にも瞼板を把持して固定してもらえると、通糸しやすくなります。

手順❺ 下眼瞼牽引筋腱膜群（LERs）を瞼板下縁に縫着する

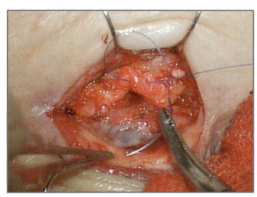

瞼板下縁に通糸している。左手の鑷子で引き上げると瞼板下縁が浮き上がり、安全に通糸できる。

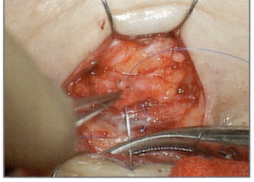

瞼板に通糸後、LERsを通糸し、マットレス縫合を行う。

手順❸ で固定したLERsを瞼板下縁にマットレス縫合で3糸、縫着します。この縫合では、プロリーン®糸C-1が使用しやすいです。瞼板の下縁に縫着するのは、術後に外反にならないようにするためです。すべての術式の中で、瞼板を下方に牽引するのはこの縫合です。正しく縫着できると、この縫合のみで内反は消失します。

■ 介助者にしてほしいこと

直前に瞼板を切断しているため、じわじわと出血している状態です。このままでは操作がしにくいため、縫合前に血を拭き取っておきましょう。瞼板の奥は眼球であり、通糸がしにくい場合は、眼球を保護するための角板を使用することがあるため、準備しておきます。

■ ポイントとなる手技や機器・器具

瞼板下縁を鑷子で眼球から離れる方向に牽引すると、瞼板下縁が眼球から離れ、安全に通糸できます。

■ 起こりやすいトラブル

　この縫合後では、LERsの眼球側での出血は止められません。縫合前の止血が不完全な場合は、出血が持続して操作がしにくくなるだけでなく、術後の皮下出血につながります。とくに患者さんが抗凝固薬を内服していると血腫の原因にもなるため、縫合前の止血が重要となります。

手順❻　眼輪筋を短縮する

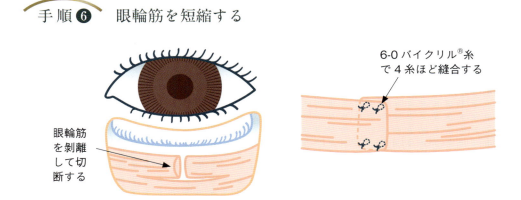

　筆者は、強く閉瞼したときに眼輪筋が瞼板を乗り越えたことが確認できた場合に眼輪筋短縮を行いますが、この術式を単独で行う施設も多いです。この術式のメリットは、短時間で施行できること、動脈出血などを回避できることです。デメリットは再発しやすいこと、眼輪筋の処理によっては皮膚を引き込み、ディンプルができてしまうことです。中村氏釣針型開創鈎を浅く掛け、スプリングハンドル式剪刀で皮膚と眼輪筋に分離します。眼輪筋の剝離を10mmほど進め、深部に切開の方向を変えると、眼輪筋を貫通できます。眼輪筋の中央をモスキート鉗子で圧縮した後、切断し、6-0バイクリル®糸で4糸ほど縫合します。眼輪筋は伸展性の高い組織であり、瞼板短縮のような見積もりは重要ではないため、通糸できる最大量で縫合します。眼輪筋は筋肉であり、よく出血するため、小まめに止血します。

介助者にしてほしいこと

　切開は皮下直下で行われるため、開創鉤での展開は皮膚のみです。開創鉤の操作が難しい場合は、有鉤鑷子で皮膚を把持してもよいです。術者が一人で行う場合は、術者が皮膚を把持し、スプリングハンドル式剪刀で分離しますが、介助者に皮膚を把持してもらえると、術者は眼輪筋を把持でき、より効率よく分離できます。

ポイントとなる手技や機器・器具

　バイクリル®糸は、ほかの手術でもおなじみの吸収糸です。6-0 バイクリル®糸が最も扱いやすく、これより細いと眼輪筋を固定しにくいです。バイクリル®糸は吸収されるため、皮膚にディンプルができてしまっても、術後はなじんで目立たなくなります。

起こりやすいトラブル

　眼輪筋層が薄い患者さんは、眼輪筋の分離がしにくいです。眼輪筋を切断、縫合し、テンションを強めることが目標であるため、分離した量が少ないと、短縮による効果が出にくくなります。

手順 ❼　眼輪筋と瞼板を縫着する

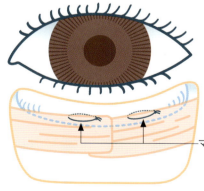

マットレス縫合を 1〜2 糸行う

手順⑥で眼輪筋を切断し、短縮しました。それにより横方向の牽引力は強まったものの、眼輪筋は強瞬により、瞼板よりも眼球中央へ移動し、内反を起こそうとします。そのため、眼輪筋を瞼板に縫着し、移動を阻害します。眼輪筋の中央部にバイクリル®糸でマットレス縫合を1～2糸、行います。

介助者にしてほしいこと

瞼板の周囲は、この時点でじわじわと出血しているはずです。介助者は術者が瞼板を見やすいように、出血を拭き取りましょう。瞼板の奥は眼球であるため、眼球を保護するために、必要に応じて角板を眼球に挿入します。角板を使用しない術者もいますが、角板の使用を忘れている場合もあるため、手術の開始時に「角板を使用しますか？」と、術者に聞いておくと安全性が増します。

ポイントとなる手技や機器・器具

角板は角膜（眼球）を守るための金属の板です。眼球の保護が目的であり、眼球付近での鋭利な刃物の使用時に、よく使用します。

起こりやすいトラブル

手順⑥の眼輪筋剝離の際に掛けた開創鈎などを外して通糸しようとすると、通糸縫合がしにくいことがあります。介助者が皮膚を牽引するだけで術野が広がり、通糸しやすくなります。

手順❽　皮膚を縫合する

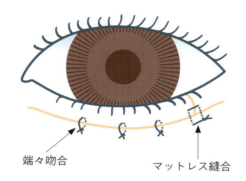

端々吻合　　マットレス縫合

　あとは皮膚を縫合するのみです。皮膚は 6-0 プロリーン®糸の残りを使用します。6-0 プロリーン®糸はしなやかで結紮しやすく、モノフィラメント素材で表面がツルッとしています。抜糸時の痛みもほとんどありません。皮膚をどの程度縫うかは術者によって異なりますが、3〜4 糸ほどの端々吻合で十分です。縫合間隔を広めにしておくと、皮下出血が外に出て、ダウンタイム（術後に腫れが引き、落ち着くまでの時間）の短縮につながります。皮膚がずれやすい場合は、より細かく縫ってもよいです。瞼板縫合部（創が交差するところ）はマットレス縫合を行います。

▍介助者にしてほしいこと

　皮膚を縫合する際に、皮膚が見えにくくなるほどの出血があれば、縫合を一度中断し、止血したほうが仕上がりがよくなります。バイポーラ鑷子などの止血道具は最後まで片付けないでおきましょう。縫合後はタリビッド®眼軟膏 0.3％を塗布し、ガーゼを当てます。タリビッド®眼軟膏 0.3％は枝豆 1 個程度の大きさに、ガーゼはかまぼこ型に切っておきます。テープは伸縮性のないサージカルテープ（幅 2.5cm）で、12cm を 1 本、8cm を 2 本用意し、サージカルテープの角は面取り（角を取っておく）しておきます。手術終了後、心配している家族が見るのは創部ではなく、患者さんに貼り付けられているガーゼとサージカルテープです。ガーゼの貼り付け方が雑だと、手術全体が雑な印象になってしまいます。

■ ポイントとなる手技や機器・器具

テープやガーゼなどの被覆材は、どれを使用してもよいです。施設によって手に入る被覆材は異なり、専用の被覆材を用意する施設もあります。一方、術後の診察で出血が止まっている患者さんは、ガーゼなどを貼り付けずに帰宅してもらうこともあります。手術終了時は、見た目にこだわりましょう。サージカルテープの端が雑に切ってあったり、皮膚に血がべたべたと付いたりしているだけで、患者さんの印象は悪くなります。テープを用意するときは面取りを習慣とし、手術終了時に皮膚に付いている血は濡れたガーゼで拭き取るなどして対応しましょう。

■ 起こりやすいトラブル

術直後は体位の変動により、立ちくらみが起こることがあります。数分待つだけで回復することが多いですが、患者さん自身での移動が危険だと感じたら、車いすで移動してもらいましょう。車いすのよいところは、安静と移動が同時にできるところです。多くの施設では車いすを常備しているため、術後の移動に活用しましょう。

■ 本稿で取り上げた術式

本稿では、下眼瞼牽引筋腱膜群前転（ **手順③、⑤** ）、瞼板短縮（ **手順④** ）、眼輪筋短縮（ **手順⑥** ）、瞼板縫着（ **手順⑦** ）を一度に行う術式を解説しましたが、それぞれの術式を単独で行ってもよいです。

術後に注意すべきこと

手術終了時〜退出のケア

手術が終了したら、抗菌点眼薬を点入し、抗菌眼軟膏を創部に塗布します（ **動画** ）。「まぶたを開けてください」と患者さんに声を掛けながら点眼しますが、まぶたを開けてくれない患者さんも少なくありません。創部である下眼瞼は触りにくいため、上眼瞼を上方に移動させて点入するとよいです。

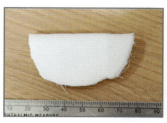 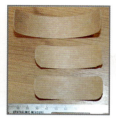 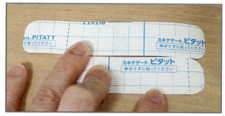

図5 創部用ガーゼとガーゼを固定するためのテープ

ガーゼの大きさは5〜6cm程度。清潔でなくてよい。テープは肌に優しいもので、柔らかく伸縮性のあるものがよい。テープの長さは8cmが2本、12cmが1本。角を落として丸くすると剥がれにくい。
テープの貼り方は、①点眼を行い、眼軟膏を塗布し、②目が見えるようにガーゼを置いた後、③12cmのテープを真横に貼り、8cmのテープを斜めに貼る。

　眼軟膏は綿棒にとり塗布します。眼軟膏が多く目に入ると見えにくくなってしまいます。創部が眼球に近いため眼軟膏が目に入ってしまいますが、少量であればまばたきしてもらうことで改善します。多く入ってしまったら「目を閉じてください」と声掛けし、ガーゼで拭き取ります。
　ガーゼは半月状（かまぼこ型）に切り、テープを3本当てます。目を完全に覆うような眼帯をする必要はありません（**図5**）。ガーゼは翌日患者さん自身で剥がしてもらいます。自分で剥がせない場合は、来院してもらうよう声を掛けますが、過去にガーゼを剥がす目的で患者さんが来院したことはありません。

術後の出血の管理

　術後（**図6**）は出血の管理が重要です。出血はある程度はあるものですが、持続して出血するようであれば、圧迫止血を行います。ごくまれに、再度、開創して止血を行うこともあります。高齢者の増加により、抗凝固薬や抗血小板薬を内服している患者さんも多いです。出血が持続する可能性のある患者さんは、すぐに帰宅させないことも重要です。帰宅後は保冷剤などをガーゼで巻いて、気持ちがよい程度に冷やしてもらいます。痛みを感じるほど冷やすと凍傷を起こすことがあるため、患者さんにきちんと説明しておきましょう。

眼軟膏の塗布

　ガーゼは術後、止血を確認できれば外してよいです。患者さんが心配するようであれば、翌日の朝まで付けてもらいます。ガーゼを外した後は、眼軟膏を塗ってもらい

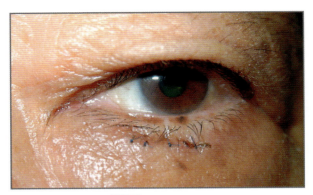

図6 術後1週間
内反は消失し、縫合部も目立たなくなっている。

ます。基本的には、眼軟膏は1日2回などで処方しますが、実際はそれよりも多く処方しても構いません。患者さんは創部に水が付いたり、ごみが付いたりするなど、日常生活で不安になることも多く、その際は4回でも5回でも塗布してよいことを伝えておきます。

入浴について

入浴については、術後48時間は、浴槽の湯に浸かるのではなく、できるだけシャワーのみにしてもらいます。血液の循環がよくなると出血しやすくなるため、出血を防止する目的もありますが、術後の腫れを可能な限り少なくする目的もあります。

圧迫止血の方法

患者さんには、術後に出血することがあること、ほとんどの場合は圧迫止血で対応が可能であることを伝えます。圧迫止血の方法は、机に肘をつき、母指球にまぶたを当て、頭の重さを手の平に乗せるイメージで、これを15分1セットで出血が止まるまで繰り返します（139ページの図5）。ごくまれに、再度、手術を行わなければ止血できない場合もあるため、その可能性が考えられる場合は、患者さんに出血したら連絡してもらうように伝えておくとよいでしょう。

執筆者：石嶋 漢

2章 眼科の手術とケア

11 眼瞼下垂の手術

眼瞼下垂とは

　眼瞼下垂は、まぶたが上がりにくくなる病気です。年を取ると多かれ少なかれ、誰でもまぶたが下がってくるため、日常診療でよくみる疾患です。下垂の程度が軽ければ、あまり気にしない患者さんが多いですが、まぶたが下がり過ぎると、物が見づらくなり、見た目にも影響します。

　眼瞼下垂の原因として最も多いものは、加齢による腱膜性の眼瞼下垂です。まぶたを持ち上げる眼瞼挙筋に連続している挙筋腱膜と、まぶたの中の硬い組織である瞼板との結合が脆弱になることにより生じます（図1、2）。眼瞼挙筋がまぶたを持ち上げようと収縮しても、その力が伝わりにくくなります。

どんな手術？

眼瞼挙筋腱膜前転法とは

　手術では眼瞼挙筋の挙筋腱膜と瞼板とを縫い合わせ、眼瞼挙筋の力がまぶたに伝わ

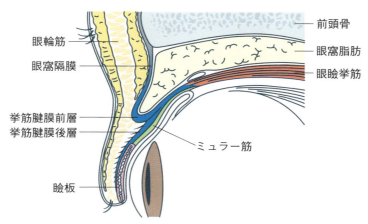

図1　まぶたの構造（断面）

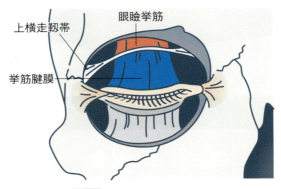

図2 まぶたの構造（正面）

るようにします。これを眼瞼挙筋腱膜前転法といいます。術者によっては、まぶたを持ち上げるもう一つの筋肉のミュラー筋を挙筋腱膜と同時、または単独で手術することもあります。

手術の適応

　眼瞼挙筋腱膜前転法は、眼瞼挙筋の機能がおおむね正常な腱膜性の眼瞼下垂で適応となります。眼瞼下垂の原因として、ほかにもさまざまなものがあり、筋肉を支配する神経に原因がある場合や、筋肉自体の収縮力が落ちている場合、また、皮膚のたるみにより見かけ上の眼瞼下垂になっている場合などがあります。これらの場合は、それぞれの原因疾患の治療や、ほかの方法での手術が必要となります。

手術時間

　手術時間は両眼で1時間程度が目安です。ただし、まぶたがうまく上がらない場合は、手術時間が長くなることもあります。

術前に注意すべきこと

　抗凝固薬を飲んでいる患者さんには、術前に内服を中止してもらうことで、術中の出血が少なくなり、手術がやりやすくなります。ただし、内服を中止することでリスクがある場合は、中止せずに手術をした方が無難です。抗凝固薬の内服を中止する際は、必ず患者さんのかかりつけの病院に確認します。

　なお、女性の患者さんでは、術前に化粧を落としてもらいましょう。

必要な手術器具

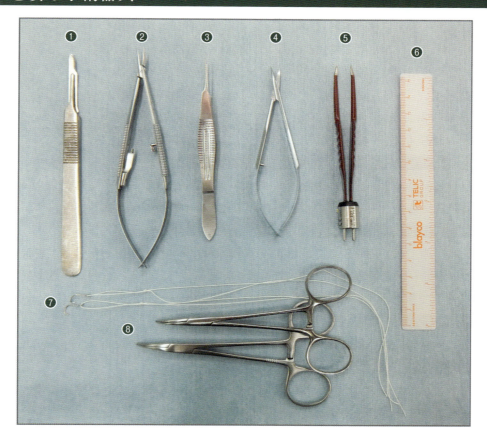

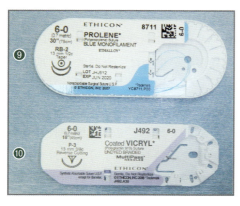

❶替刃メス
❷カストロヴィーホー氏持針器 曲 S-730（イナミ）
❸カストロヴィーホー氏角膜縫合鑷子 S-386（イナミ）
❹スプリングハンドル式剪刀 反・鋭 S-511C（イナミ）
❺バイポーラ鑷子
❻メジャー
❼中村氏釣針型開創鉤 S-184M（中、絹糸付き、イナミ）
❽形成用モスキート鉗子
❾6-0 プロリーン®糸（エチコン）
❿6-0 バイクリル®糸（エチコン）

眼瞼下垂の手術は専用の器具を用意する

眼瞼下垂の手術で使う器具には、鑷子、持針器、鉗子、鈎、剪刀、メスなどがあります。通常、眼科で使用している器具は、眼瞼の手術には小さ過ぎることが多いため、眼瞼の手術専用の器具を用意します。

メス

皮膚の切開には替刃メスが広く用いられています。通常の皮膚切開には、先端が丸いNo.15の替刃メスや、No.15よりも一回り小さいNo.15Cの替刃メスが適しています。

持針器（カストロヴィーホー氏持針器 曲、イナミ）

小さい持針器で太い針をつかむと、持針器の先端が壊れることがあります。眼瞼の手術で使用する針は太めのものが多いため、大きめの持針器を用意します。

鑷子（カストロヴィーホー氏角膜縫合鑷子、イナミ）

眼瞼の手術では、内眼手術で使用するような鑷子ではサイズが小さ過ぎます。カストロヴィーホー氏角膜縫合鑷子は、有鈎鑷子で把持する力が強く、眼瞼のさまざまな手術に使用できます。

剪刀（スプリングハンドル式剪刀、イナミ）

剪刀は通常の内眼手術で用いるものを流用できます。

止血器具（バイポーラ鑷子）

止血器具には、モノポーラと鑷子型のバイポーラがありますが、眼瞼手術では、バイポーラ鑷子の方が出血点の血管を挟んで確実に止血できるため、使いやすいです。

開創器具（中村氏釣針型開創鈎、イナミ）

中村氏釣針型開創鈎は、釣針型の開創器具です。根元のループに0号シルク糸を結び、モスキート鉗子で固定します。術野の中心から放射状に釣針型開創鈎を掛けることで、術野を広げられます（**図3**）。釣針型開創鈎がない場合は、介助者が二爪鈎や鑷子を用いて術野を広げる必要があります。

縫合糸

二種類の縫合糸を用途に合わせて使用します。6-0プロリーン®糸は挙筋腱膜と瞼板の縫合、皮膚の縫合に使用します。通糸の際は、瞼板を損傷しないように丸針を使います。縫合糸のパッケージには針の断面のイラストが描いてあるため、断面の形がわかります。6-0バイクリル®糸は、挙筋腱膜の端と皮下を縫合し、重瞼を形成するために使用します。

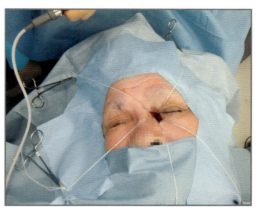

図3 広げたい術創から放射状に牽引を掛けている様子

手術中の心得

▎手術の手順と眼瞼の解剖を頭に入れておく！

　眼瞼の手術は内眼手術と比較すると、術者の手技がわかりにくいと思います。実際に、介助者に聞いても「何をしていたのか、よくわかりませんでした」と言われます。確かに、術中に現れる組織はどれも赤色、もしくは白色で、そこに出血が加わると、ますますどこが何の部位なのかわからなくなります。ただ、手術の手順はだいたい決まっているため、手術の手順に加えて、眼瞼の解剖を頭に入れておけば、何をしているかがわかるようになります。

▎患者さんの要望を聞きながら手術を行う！

　眼瞼下垂の手術は、美容的な側面もあります。一般的な眼科手術は、機能の回復や維持を目的としますが、眼瞼下垂の手術は、まぶたを上げるという機能の回復のほかに、見た目の改善も求められます。「もっとぱっちりとした目にしたい」など、患者さんの要望を聞き、術中に鏡を見せて仕上がり具合を確認してもらいながら手術を行います。そこが眼瞼下垂の手術の面白いところです。

手術の流れ

手順 ❶　皮膚を切開する

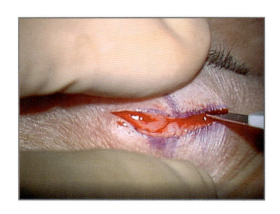
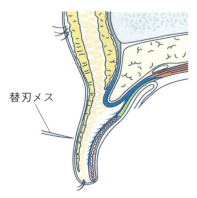

替刃メス

　皮膚に切開予定の線をピオクタニンでマーキングした後、皮下に麻酔をします。麻酔薬は血管収縮作用のあるエピネフリン入りの1％リドカインまたは2％リドカインを用いると、術中の出血を抑えられます。麻酔が十分に効いたことを確認したら、替刃メスで皮膚を切開します。

▌介助者にしてほしいこと

　スキンマーカーを付けたつまようじ、麻酔薬の入った注射器、替刃メスを術者に順番に手渡します。麻酔が効くのを待つ間に、冷たい生理食塩液に浸したガーゼを術野に乗せて冷やしておくと、血管が収縮し、出血を抑えられます。以降も、手術の合間に術野を冷やすようにしましょう。両眼に手術をする場合は、片眼の操作をしている間に、もう片方の目を冷やすようにすると効率がよいです。

▌ポイントとなる手技や機器・器具

　麻酔はなるべく細い針を使うと、痛みが少ないです。27G針や30G針などを使用しましょう。替刃メスは先の丸いNo.15の替刃メスが適しています。

■ 起こりやすいトラブル

　麻酔薬は体温との温度差があると、注入時に痛みを感じやすくなります。そのため、麻酔薬はあらかじめ用意しておき、室温まで温めるようにしましょう。なるべくゆっくりと麻酔薬を注入することも、痛みを抑えるコツです。手術の始まりから痛みが強いと、患者さんの手術に対する不安が増してしまいます。

手順❷　瞼板を露出させる

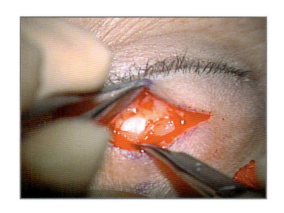
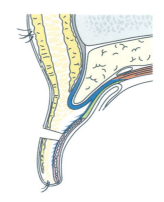

　皮下の眼輪筋をスプリングハンドル式剪刀で分け、その下にある瞼板の前面を露出させます。上眼瞼の瞼板は、縦幅が1cm程度の白い組織です。硬く、しっかりとした組織であるため、露出できたら、ほかの組織と間違えることはありません。まぶたが薄い患者さんではすぐに瞼板が出てきますが、厚ぼったいまぶたの患者さんでは瞼板を出しにくいことがあります。

■ 介助者にしてほしいこと

　術者に鑷子と剪刀を渡します。出血で術野が見づらい場合は、適宜、鑷子の先でガーゼをつかんで拭き取りましょう。出血が多い場合は、術者がバイポーラ鑷子で止血します。出血を放置せず、小まめに止血を行うほうが、手術がやりやすくなり、結果的に手術が早く進みます。急がば回れです。

■ ポイントとなる手技や機器・器具

　鑷子、剪刀を使用します。バイポーラ鑷子は出血に応じて使用するため、術者がいつでも手に取れる位置に置いておきましょう。また、術者が術野の出血を拭き取りながら手術できるように、ガーゼを1～2枚、術者がつねに手に取れる位置に置いておきます。ガーゼは汚れたら新しいものに取り換えましょう。

■ 起こりやすいトラブル

　出血が多く、なかなか止血できない場合があります。バイポーラ鑷子での止血が難しいときに、ボスミン®外用液0.1％（アドレナリン）を3倍程度に希釈したものをガーゼに浸して、使用することがあります。処置用のボスミン®外用液0.1％は1,000倍であるため、3,000倍にするには、5mLのボスミン®外用液0.1％に生理食塩液を10mLの割合で混ぜ、3倍に薄めて使用します。薄めたボスミン®外用液0.1％にコメガーゼを浸して使用します。

手順❸　開創する

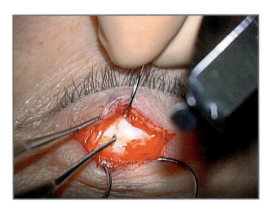 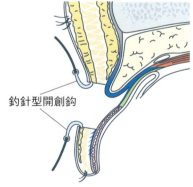

釣針型開創鈎

　術野を見やすくするために、開創して術創を広げる必要があります。術野が見えていることで、止血や切開、縫合など、さまざまな操作が行いやすくなります。

■ 介助者にしてほしいこと

　中村式釣針型開創鉤を使用します。釣針の先端を創口に引っ掛け、結んである0号シルク糸をモスキート鉗子でドレープに留めると、介助者が手伝わなくても開創できます（図3）。釣針型開創鉤がない場合は、介助者が鑷子や二爪鉤などを用いて術創を広げる必要があります。

■ ポイントとなる手技や機器・器具

　開創をきちんと行うことは、手術の中で最も重要です。開創が不十分だと、組織のオリエンテーションがわからず、手術が進みません。見えないものは手術できません。作業している場所をうまく展開できるようにしましょう。

■ 起こりやすいトラブル

　上方の釣針型開創鉤を深く掛け過ぎると、挙筋腱膜まで引っ掛けてしまい、その後の操作で挙筋腱膜を探しても出てこなくなることがあります。そのため、上方の釣針型開創鉤は浅く掛けるようにしましょう。

手順❹　挙筋腱膜を露出させる

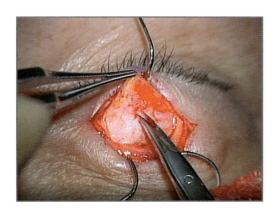
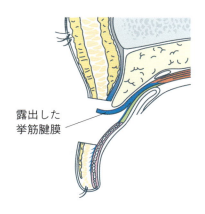

露出した挙筋腱膜

まず瞼板の上縁を同定し、その上方（写真では下方）の組織の中から、挙筋腱膜を探します。表面のつるつるとした白い組織が出てきたら、それが挙筋腱膜です。挙筋腱膜を瞼板と縫い合わせます。挙筋腱膜は上半分が眼窩隔膜につながっており、下半分が瞼板前面に付着しています。手術では、比較的丈夫な上半分の挙筋腱膜を使用します。

介助者にしてほしいこと

　釣針型開創鉤で開創している場合は、下方の釣針型開創鉤を強めに引っ張ることで、瞼板の上縁がはっきりと露出し、その上方にある挙筋腱膜を見つけやすくなります。介助者が鑷子や二爪鉤などを用いて開創している場合は、瞼板や瞼板周囲の組織を下方にやや強めに引くようにしましょう。

ポイントとなる手技や機器・器具

　釣針型開創鉤をうまく使うことがポイントです。下方の釣針型開創鉤を強めに引くことで、瞼板の上縁をしっかりと露出させましょう。

 手順❺　挙筋腱膜と瞼板を縫合する

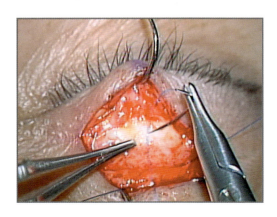 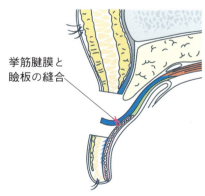

挙筋腱膜と瞼板の縫合

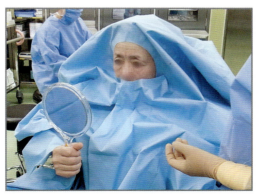

患者さんに座位になってもらい、まぶたの上がり具合を確認してもらう。

　挙筋腱膜と瞼板を 6-0 プロリーン®糸で縫合します。まず中央の 1 糸を仮固定し、患者さんに座位になってもらい、まぶたの開き具合を確かめます。問題がなければ、仮固定を外して本縫合を行います。その後、左右に 1 糸ずつ追加して、片眼につき 3 糸、縫合します。

◆ 介助者にしてほしいこと

　カストロヴィーホ氏持針器で 6-0 プロリーン®糸を挟んで渡します。縫合が終わったら、糸をスプリングハンドル式剪刀で切ります。あまり短く切ると糸がほどけてしまうため、注意します。

◆ ポイントとなる手技や機器・器具

　縫合の効果を確かめるために、術中に患者さんに座位になってもらい、まぶたの上がり具合を確認します。患者さん自身で手鏡を持って確認してもらいます。その際、患者さんが術野を触らないように注意しましょう。うっかり清潔な部位を触りそうになる患者さんが多いです。

手順 ❻　重瞼を形成する

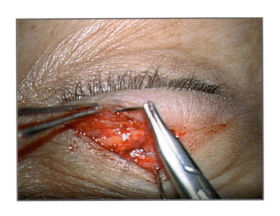
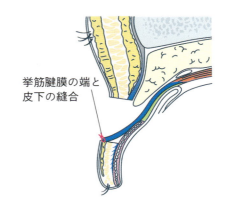

挙筋腱膜の端と皮下の縫合

　瞼板に縫い付けた挙筋腱膜の端と皮下を 6-0 バイクリル®糸で縫合することで、重瞼（二重まぶた）を形成することができます。重瞼を形成すると、上から降りてくる皮膚を受け止めるクッションとなります。重瞼を希望しない患者さんには行わない場合もありますが、二重まぶたは一重まぶたよりも機能的に優れています。片眼につき 3 糸、縫合します。

▌介助者にしてほしいこと

　カストロヴィーホ氏持針器に 6-0 バイクリル®糸を付けて術者に渡します。縫合したら、糸をスプリングハンドル式剪刀で切ります。長めに切ると、術後に術創から糸の端が出ることがあり、術後の感染につながるため、ほどけない程度に短めに切ります。

▌ポイントとなる手技や機器・器具

　重瞼を形成するために縫合すると、これ以降はバイポーラ鑷子での止血が難しくなります。介助者はあらためて術野を冷やし、出血を抑えましょう。

手順 ❼　閉創する

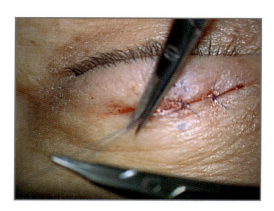
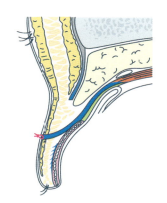

6-0 プロリーン®糸で皮膚を縫合したら、手術終了です。4 糸ほど縫合します。

■ 介助者にしてほしいこと

　挙筋腱膜と瞼板を縫合した 6-0 プロリーン®糸を取っておき、皮膚の縫合に使用します。縫合した糸をスプリングハンドル式剪刀で切ります。術後は 1 週間程度で抜糸となります。やや長めに糸を残しておいた方が、抜糸しやすいです。術創を閉じたら、抗菌眼軟膏を塗布します。その後、ガーゼを畳んだものを術創の大きさに合わせて切り取り、創部に当てがいます。

■ ポイントとなる手技や機器・器具

　術直後は見た目をきれいにしないと、患者さんの印象が悪くなります。付着している血液は濡れたガーゼで拭いて、きれいに落としましょう。術創から離れたところにも血液が垂れて付いていないか、確認が必要です。ガーゼは一晩で外しますが、術創の大きさに合わせて切って整えます。

術後に注意すべきこと

術後の生活上の注意点

　内眼手術と違い、眼瞼の手術では、術後に気を付けるべきことが多くないため、患者さんにはあまり神経質にならなくてよいことを伝えましょう。

　術後は術創にガーゼを貼り付けますが、翌日には患者さん自身で外してもらいます。よほどまぶたが腫れなければ、見え方が気になることもないでしょう。車の運転は患者さんの判断で行って構わないことを説明します。

抗菌薬の塗布

　術後は創部に薬を付けなくても問題ありませんが、何か付けているほうが安心する患者さんも多いです。抗菌薬のタリビッド®眼軟膏0.3％（オフロキサシン）などを処方して、1日に数回、創部に塗ってもらいましょう。

術創を清潔にしておく

　一般的に、眼瞼の手術後に細菌感染を起こすことはほとんどありません。しかし、術創を不潔にしない方がよいことはもちろんです。術後は術創に血液がにじんで固まることがよくありますが、そのままにしておくと不潔となります。血液が付着しているときは、シャワーで洗い流してもらうとよいでしょう。水道水も清潔なため、使用できます。ただし、石けんは傷口に付くとしみるため、石けんは使わない方がよいです。

術創を冷やす

　術後の腫れや出血を減らすために、手術した部位のクーリングをしましょう。眼瞼の手術は日帰り手術が多いです。手術が終わってから帰宅までの間は、アイスノンなどの保冷剤を患者さんに貸し、ガーゼの上から術創を冷やしてもらいます。ガーゼは濡れても気にしなくてよいことを伝えます。手術当日は、帰宅後も可能な範囲で冷やしてもらうとよいでしょう。また、就寝時は枕を高めにして創部を低くしないほうが、術後の腫れを抑えられます。

入浴時の注意点

術直後は血流がよくなり、術創が腫れやすくなります。そのため、運動や飲酒は術直後の2日間は、なるべく控えてもらいます。入浴については、浴槽の熱い湯に長時間浸かることは控えてもらいましょう。術後2～3日は、さっとシャワーを浴びるだけにしたり、ぬるめの湯に短時間だけ浸かったりしてもらいます。

血腫ができた場合

術後、まれに出血が止まらず、血腫ができることがあります。血腫が大きい場合は、一度抜糸して創を開き、血腫を除去する必要があります。患者さんには、手術したところがかなり腫れてくるようであれば、受診予定日まで待たずに、早めに受診するように説明しておきます。

目の周りの化粧

目の周りの化粧は、抜糸までは控えてもらいます。縫合糸やまぶたの腫れで外見が気になる場合は、眼鏡やサングラスをかけてもらうと目立たなくなるでしょう。

抜糸

術後はだいたい1週間で抜糸が可能です。患者さんには、抜糸が終わったら通常の生活に戻ってよいことを伝えましょう。

執筆者：山本哲平

2章 眼科の手術とケア

12 翼状片の手術

翼状片とは

　結膜下組織が角膜（黒目）に向かって増殖し、侵入してくる状態です（図1）。翼の形に似ていることからこの名前が付けられています。おもに紫外線などの刺激が原因とされ、屋外での作業が多い人や高齢者に多くみられますが、はっきりとした病態はよくわかっていません。近年、局所治療薬における研究が進んでいますが、今のところ手術療法が第一選択となります。

翼状片の症状

　初期ではとくに症状などの訴えは少ないです。鏡を見たときに「黒目に白いのがかかってきた」と気付く、あるいは周りの人に指摘されて眼科を受診する人が多いです。翼状片が進行すると充血や異物感を自覚することがあります。また、角膜乱視が悪化したり、翼状片が瞳孔領にかかったりすると視力低下の原因となります。

どんな手術？

　病変部位を角膜上から取り除き、さらに増殖した組織を切除する手術です。欠損した結膜部位に正常な結膜組織や、場合によっては羊膜を移植する場合があります。再発を防ぐために、施設によっては抗がん剤であるマイトマイシン眼科外用液用2mg（マイトマイシンC〔mitomycinC：MMC〕）を使用する場合があります。手術方法は病変の大きさや術者によって異なり、統一されていません。そのため、介助を行う際は、術者に確認しておくのがよいでしょう。

手術適応

　翼状片自体は良性であり、バリエーションも多く、必ずしも手術しないといけないわけではありません（図1）。患者さん自身が整容面で気になった場合や、症状が悪化した場合に手術をします。若年者の場合は再発率が高く、再発した場合、整容的に

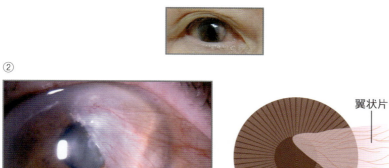
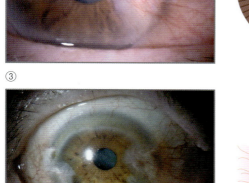
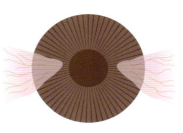

図1 翼状片

①右眼の角膜鼻側部位にかかった白い翼状片が確認できる。②は①の患者さんの右眼の細隙灯顕微鏡写真である。瞳孔領まで翼状片がかかっていることがわかる。翼状片はおもに鼻側にできることが多いが、③のように両側にできるものもある。偽翼状片の可能性も考えられる。

もたいへんひどい癒着を生じることがあります。また、その手術は非常に困難になるため、手術適応を考える上では、とくに年齢に注意が必要です。翼状片の術後は乱視などの屈折の変化を来すことが知られているため、白内障手術を控えている患者さんであれば、白内障手術前に先に翼状片の手術を行い、屈折度数を安定させることが多いです。

手術時間

　翼状片の大きさや手術方法によって、手術時間は変わります。つまり、術者により変わるため、介助者は術者への確認が必要です。早ければ 20 分ほどで終了しますが、長ければ 1 時間ほどかかる場合もあります。また、眼科手術の中ではじわっとした出血の多い手術になるため、介助者によるアシストも時間に影響してきます。

スタッフや患者さんが術前に注意すべきこと

　手術では、結膜下に麻酔をすることが多く、白内障の手術と違って痛みを感じやすいです。糸を使用するため、術後の不快感や異物感とともに、術後疼痛を伴います。充血は数カ月続く場合があります。また、手術で病変部位を取れば予後が保証されるわけではありません。術後の患者さん自身による点眼や定期診察が非常に重要となります。

必要な手術機器・器具

手術器具

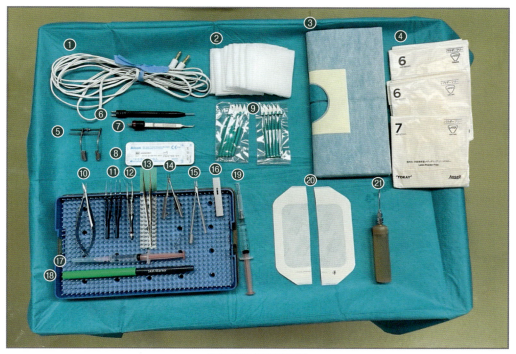

（画像提供：佐用共立病院）

❶ CENTURION®（日本アルコン）のコード
❷ ドレープ
❸ 覆布
❹ 手術用手袋
❺ 開瞼器
❻ コアギュレーター強膜型
❼ コアギュレーター鑷子型
❽ 糸（おもに 8-0 バイクリル®やシルクを使用することが多い）
❾ 吸水スポンジ M.Q.A.（イナミ）
❿ スプリングハンドル式剪刀（イナミ）
⓫ 角膜縫合鑷子
⓬ 有鈎鑷子
⓭ 無鈎鑷子
⓮ 持針器
⓯ メス（替え刃メス）
⓰ 替え刃
⓱ キシロカイン®注射液「1％」エピレナミン（1:100,000）含有（リドカイン塩酸塩・アドレナリン）
⓲ スキンマーカー
⓳ キシロカイン®点眼液 4％（リドカイン塩酸塩）
⓴ テガダーム™（スリーエム）
㉑ 生理食塩液

替え刃メス

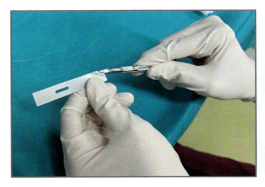
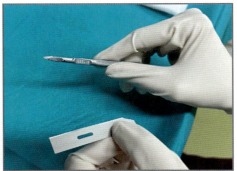

M.Q.A.

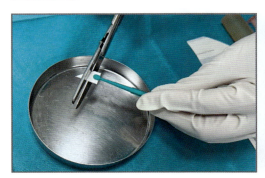
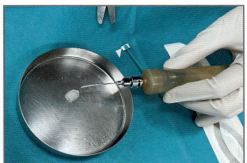

M.Q.A. を切って角膜カバーや MMC 用に使用する。

手術中の心得

■マイトマイシン C の取り扱いに注意

　マイトマイシン C（MMC）は、抗悪性腫瘍剤で白血病や胃がんなどの悪性腫瘍に使用される抗がん剤です。施設により使用の有無は異なりますが、細胞の増殖抑制作用があるために、翼状片の再発防止や緑内障手術で使用されます。翼状片の場合は、保険適用外使用となるため、施設の倫理委員会で承認を得て、患者さんから同意書を取得する必要があります。MMC は容量依

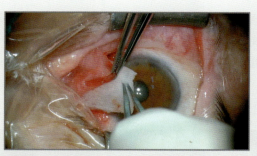

図2 結膜下にMMCを浸したM.Q.A.の留置

存性に細胞毒性があり、十分な洗浄を怠ると、晩発性に強膜融解や組織壊死を招くリスクがあります。

　MMCを用いる際には、2mgを生理食塩液5〜10mLで溶解し、0.02〜0.04％に希釈します。溶解液が蒸発すると濃度が高くなるため、使用直前に溶解しましょう。当院ではシャーレに入れたMMCに吸水スポンジM.Q.A.を入れて使用します（図2）。取り残しがないようにMMCを浸したM.Q.A.の個数は1個入れるごとにカウントします。また、MMCを結膜下に留置した後は、外回りの看護師はタイマーをスタートさせ、留置時間（約3分、術者に確認）を計ります。その後、挿入したM.Q.A.をスタッフ全員でカウント確認しながら取り出し、生理食塩液（200〜500mL）で結膜下、眼球表面、同時に使用した鑷子などの先もよく洗浄してMMCを洗い流します。洗い流したMMCを含んだ生理食塩液はドレープにたまるため、吸引します。中と外の看護師との声掛けなど非常に重要な場面が多い部分です。

翼状片の手術って簡単？

　翼状片の手術に限らず、患者さんから時折「この手術って簡単なの？」と聞かれることはありませんか。

　翼状片は眼科入局者の登竜門になる手術であるため、眼科医の中でも軽視されがちです。しかし、結膜は整容的に見える部位であること、ふだん慣れない縫合を数多く必要とすること、痛みを感じやすい部位であること、さらに再発させた場合には高度の癒着を生じ、視力低下や眼球運動障害にまでつ

ながる可能性があることから、決して安易に行ってよい手術という認識ではありません。絶対に再発させない、という意思を持って行うべき手術です。筆者自身は「簡単な手術は存在しないよ」と返答しています。

手術の流れ（動画）

手順 ❶ 翼状片部位を確認し、マーキングして麻酔する

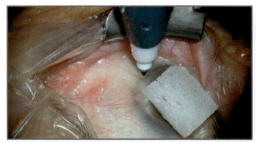 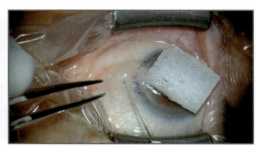

マーキングしている様子。　　　　マーキング後、結膜下に麻酔を浸潤させている。

　キシロカイン®点眼液4％の点眼麻酔をし、翼状片部位を確認します。その後、M.Q.A. などでマーキングしたい部分の水分をとり、スキンマーカーでマークします。翼状片部位の結膜下にキシロカイン®注射液「1％」エピレナミン（1:100,000）含有で局所注射を行い、綿棒で広げます。

■ 介助者にしてほしいこと

　角膜の乾燥を防ぐため、また、患者さんから手術が見えないようにするために、小さく切って湿らせた M.Q.A. などを角膜の上に乗せておきましょう。施設によっては、M.Q.A. が迷入し、患者さんの目に残ることを防ぐために、M.Q.A. の個数をカウントしているため、角膜上にあることも認識しておきましょう。結膜下への麻酔は、しみるような痛みを伴います。「何かあれば声を掛けてください」と患者さんに伝えておきましょう。

◆ ポイントとなる手技や機器・器具

マーキングする際は、にじまないように綿棒やM.Q.A.で拭き、乾燥させた上でマーキングします。その後、結膜は乾燥するとすぐに縮むため、適度な水掛けも必要です。スキンマーカーは先端が細いものがお勧めですが、術者に確認しましょう。

手順❷ 結膜と結膜下組織を分離する

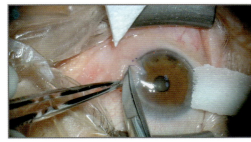
マーキングした部位の結膜を切開している。

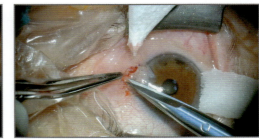
結膜下組織を結膜から剥離している。

マーキングした部位に、スプリングハンドル式剪刀で小さく割を入れた後、マーキングに沿って結膜のみを切ります。翼状片体部側の結膜を少し持ち上げるような形で結膜から結膜下組織やテノン嚢を外していきます。

◆ 介助者にしてほしいこと

出血すると剥離する術野が見えにくくなるため、出血を拭う、除去することが必要です。しかし、力を入れて拭くと薄い結膜組織が破れる原因になります。そっとM.Q.A.を添えるように吸わせたり、水で洗い流したりするとよいでしょう。

◆ ポイントとなる手技や機器・器具

軟らかい結膜を触る場合は無鈎鑷子を使用します。また、M.Q.A.の使用頻度が高くなってくるため、すぐに新しいものを渡せる状態にしましょう。

■ 起こりやすいトラブル

結膜下組織を剥離していく際は薄い結膜との間を剥離するため、注意深く進めなければ、結膜に穴を作ってしまうことになります。

手順 ❸ 翼状片頭部を剥離する

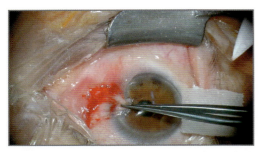

有鈎鑷子で翼状片頭部をつかみ、用手的に角膜から外す。

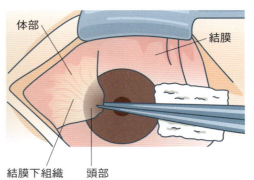

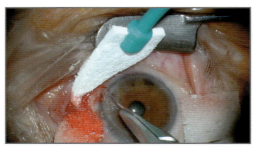

角膜上に残った部位をメス刃の裏で剝いでいる。

翼状片頭部を有鈎鑷子でつかみ、角膜直上で低く円を描くようにして鈍的に剥離します。癒着の強い部分は無理せずにメス刃の裏を利用して削ぐように剥離していきます。

■ 介助者にしてほしいこと

血液で術野が見えにくくなる場合、そっと拭くか、水で流しましょう。術者のタイミングもあるため声掛けしながら行うとよいでしょう。

◆ ポイントとなる手技や機器・器具

　有鈎鑷子や無鈎鑷子を使い分けるため、つねに器具の位置をわかっている状態にし、血液で汚れている場合はきれいに拭き取っておくのがよいです。使用するメス刃は施設によって変わるため、器具をスムーズに術者に渡せるように準備しておきましょう。

◆ 起こりやすいトラブル

　メス刃（あるいはゴルフ刀）で角膜を彫り込んでしまうことがあるため、使用する刃によって立て方には注意が必要です。

手順❹　翼状片体部（結膜下組織）を切除する（わたぬき法）

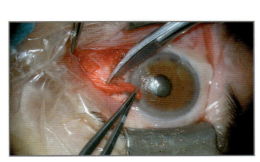
結膜下組織を軽く焼灼しながら切除する。

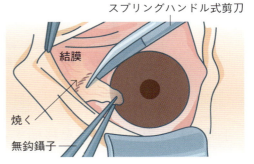

　剝離した結膜下組織は翼状片頭部までつながっているため一塊にして切除します。切る部分からの出血が多いため、先に切断部位を焼いてから切る場合もあります。

◆ 介助者にしてほしいこと

　場合によっては結膜を上に向かって展開するのを介助者に手伝ってもらうことがあります。「ここを持つように」と術者から言われた場合は、引っ張りすぎないように結膜を持ちます。

■ ポイントとなる手技や機器・器具

　強膜には直筋が存在しています。薄い組織であるため見慣れていなければ非常にわかりにくい組織です。直筋を損傷しないように、つねに角膜輪部からの距離（一般的には内直筋は7mm）に注意しておきましょう。

■ 起こりやすいトラブル

　直筋を傷つけると、出血が増えて眼球運動障害などをひき起こすことがあります。

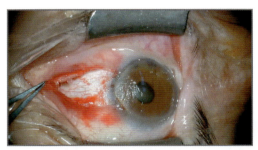

つかんでいる鑷子の真下の強膜あたりから直筋が見えている。

手順❺　有茎結膜弁を移植する

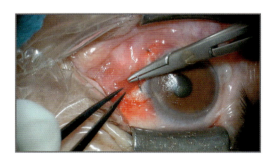

　有茎結膜弁移植は、遊離結膜弁移植とは違い、欠損した部位のすぐ横の結膜を利用し、切開を加えて結膜を移動させる方法です。欠損部が多い場合はこの方法は難しいです。
　将来、白内障手術や緑内障手術を行う可能性を考えて、上方結膜は温存し、結膜弁はできる限り下方結膜から移動させる方が望ましいです。

手順❻　遊離結膜移植片を作製する

欠損した結膜部位から露出した強膜を覆うために、違う場所の結膜を持ってくる術式です。有茎皮弁移植に関しては後述します。

結膜移植片は眼球下方の結膜を利用する場合が多いです。露出部位に必要な結膜の大きさをキャリパーで計測します。露出部位より少し大きめに設定し、下方にマーキングします。その後、結膜とテノン嚢を分けるように麻酔を入れます。

■ 介助者にしてほしいこと

移植片の作製時は、結膜を M.Q.A. で乾燥させてマーキングしますが、マーキングの後は乾燥を防ぐために少しの水で湿らせるとよいでしょう（182 ページ）。

■ ポイントとなる手技や機器・器具

遊離結膜を作製するときは、スプリングハンドル式剪刀で何回も切るのではなく、角から角まで剪刀を入れて 1〜2 回で切れるようにするとジグザグになりにくいです。

■ 起こりやすいトラブル

移植片をむやみに触ると表裏がわからなくなります。作製して切り取った後にその状態で角膜上に滑らすようにして移動させるとよいでしょう。

手順❼　移植結膜片を縫合する

角膜上に置いた結膜を裏表が逆にならないように、強膜露出部位に縦横を間違えずに滑らせます。その後、ていねいに縫合していきます。

■ 介助者にしてほしいこと

縫着時は、術者はつねに顕微鏡をのぞいたままになることが多いです。ある程度の

眼科ケア　2025 年春季増刊

長さで糸を切ってから角膜縫合鑷子でていねいに縫着します。M.Q.A. や水を使用する際は、結膜が流れたり張り付いたりする恐れがあるため要注意です。

◾ ポイントとなる手技や機器・器具

1個目の縫着は結膜が浮いてきやすいため難しいです。2個目の縫着は対角線上の角を縫着すると残りの角も留めやすくなります。糸は 8-0 バイクリル®糸やシルク糸を使用することが多いですが、施設によって異なります。

◾ 起こりやすいトラブル

結膜移植片はしっかりと伸展した状態で密着させて縫合しなければ、生着しないことがあります。また、術後に糸に結膜が反応して肉芽ができる場合があります。その場合は早期に抜糸を行います。

手順 ❽ 手術を終了する

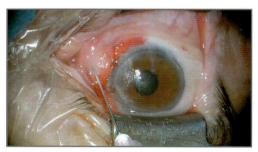

ステロイドの結膜下注射を施行。しみるような痛みがある。

副腎皮質ステロイド（以下、ステロイド）の結膜下注射を再発防止のために行います（施設によって異なります）。注射時は痛みを伴うため声掛けが必要です。翼状片が大きく、角膜の上皮欠損部位が多い場合は治療用コンタクトレンズを装用する場合もあります。糸を使用しているため異物感があります。軟膏は多く入れてガーゼで閉瞼し、終了します。

術後に説明すべきこと

術後の処方内容

点眼

　抗菌薬の点眼は様子を見ながら、1〜2週間で終了になります。翼状片の手術後はステロイド点眼が非常に重要となるため、実際に点眼を行う患者さんの理解・協力が必要です。術後、落ち着いたタイミングで点眼の内容とその必要性を再度念押しして伝えることも点眼コンプライアンスの上昇につながります。ステロイド点眼薬は長期にわたって使用する必要があり、施設にもよりますが約3〜6カ月は継続します。そのため、眼圧管理も必要となります。また、ステロイドの濃度の増減も外来にて調整するため、必ず外来受診も必要になります。点眼や眼軟膏を初めて使う人であれば点眼指導が必要です。再発は、通常、術後1年以内に生じるとされています。術後1年まではしっかり通院してもらうよう、伝えなければなりません。

◆ 抗菌薬

　術後の感染防止です。

◆ ステロイド

　術後の炎症を改善させ、再発を防止します。ステロイドをしっかりと点眼しなければ、高頻度に再発することがあります。

眼軟膏

　眼軟膏は、糸などの異物感の改善を図り、疼痛軽減にもつながります。

痛み止め（場合によっては胃薬も）

　術後の痛みは頻発です。目の表面が痛むため、強い痛みを感じます。術後すぐは麻酔が効いていますが、痛みの自覚がなくても早めに内服してもらうのがコツです。とても強い痛みは数日で治まります。

眼帯の装用

　手術当日は眼帯を装用してもらい、術翌日の診察後に外してもらいます。術翌日は白目が赤くなります（ **図3** ）。痛みが強い場合は2〜3日装用しておく場合もあります。

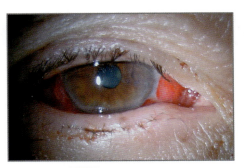

図3 術翌日の様子
白目（強膜）は内出血で赤い。ベタッとした赤みは数週間で引くが、その後の淡い充血は改善に時間がかかる場合がある。

術後の通院

「術後の処方内容」の項目（191ページ）でも記載したように、術後の点眼・通院は非常に大切です。具体的には術翌日、術後3日目、術後1週間、術後2～3週間、その後1カ月おきに約3カ月、その後2カ月おきに通院してもらいます。再発傾向があればステロイド点眼の強化や、ステロイドの結膜下注射を行い、再発を防止しますが、再発した場合もすぐに手術は行いません。

日常生活上の注意点

日常生活での制限は、白内障手術後と同様です。術後の目の充血は数カ月継続する場合もあります。

[引用・参考文献]
1) 山口達夫．"翼状片手術総論"．角膜・結膜・屈折矯正．大鹿哲郎監．西田幸二ほか編．東京，文光堂，2013，245-255．
2) 江口秀一郎．"初発翼状片に対する手術（有茎弁移植）"．前掲書1），256-259．
3) 堀裕一．"初発翼状片に対する手術（遊離弁移植）"．前掲書1），260-263．
4) 島﨑潤．"再発翼状片"．前掲書1），264-266．
5) 堀裕一．"術中MMCの使い方"．前掲書1），267-268．
6) 稲富勉．"術後管理・合併症"．前掲書1），269-272．

執筆者：吉村彩野

2章 眼科の手術とケア

13 緑内障の手術（トラベクレクトミー）

どんな手術？

線維柱帯切除術（トラベクレクトミー）とは

　線維柱帯切除術（トラベクレクトミー）は、眼球の壁を一部切除し、新たな房水の出口を作製して房水を眼外の結膜下に導く手術です（図1）。房水が眼球から眼外の結膜下に漏れる仕組みから濾過手術と呼ばれます。濾過された房水は結膜下に貯留し、結膜の膨らみができ、これを濾過胞といいます。房水が眼外へ出すぎて（過剰濾過）、眼圧が下がりすぎることもあるため、線維柱帯切除部を覆うように強膜弁を作製します。手術中に術後の濾過量は予測できないため、術後に房水の濾過量を調節できるように強膜弁を数カ所縫合します。術後、レーザーで糸を切り（レーザー切糸：laser suture lysis）、濾過量を調節します。トラベクレクトミーは、緑内障手術の中で最も眼圧を低くできる手術ですが、視力低下、濾過胞感染、角膜内皮障害（水疱性角膜症）などの重篤な合併症をひき起こす可能性があります。

　身体には傷を治す力（創傷治癒力）があるため、トラベクレクトミーを行った後は手術部位の結膜、強膜弁が癒着し、眼圧が再上昇することがあります。この癒着は線維芽細胞の増殖で起こるため、線維芽細胞増殖抑制薬であるマイトマイシンC（mitomycin C；MMC）を術中に結膜下に塗布して癒着瘢痕を防ぎます。

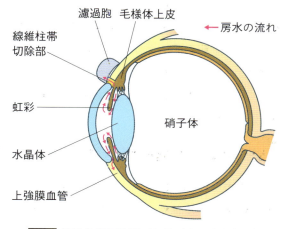

図1　線維柱帯切除術（トラベクレクトミー）
房水は毛様体上皮で産生され、虹彩と水晶体の隙間から前房へ流入する。房水は本来、上強膜血管へ返っていく。トラベクレクトミーにより、房水は線維柱帯切除部から結膜下へ導かれ、結膜下の房水の貯留により濾過胞が形成される。

手術の適応

トラベクレクトミーは薬物やレーザー治療など、ほかの治療法で十分な眼圧下降が得られない患者さん、かつ、すべての緑内障病型で有効ですが、重篤な手術合併症をひき起こす可能性も考えられるため、軽度の緑内障患者さんには不向きです。

結膜に濾過胞が形成されることで眼圧が下降する手術であるため、過去に眼科手術を受け、結膜瘢痕が大きい患者さんには濾過胞形成が期待できません。そのような患者さんには、チューブシャント手術を検討します。

手術時間

トラベクレクトミーの手術時間は約30〜60分ですが、目の状態により手術時間が延長する可能性があります。トラベクレクトミーは術者によって切開する大きさや縫合の方法が異なるため、手術時間が変わります。

術前の注意点

トラベクレクトミーでは、術後に強膜弁を縫合している糸をレーザー切糸して濾過量を調整するため、術後は頻回に通院が必要になることを説明します。術後、重い物を持ったり排便時にいきんだりすると、線維柱帯切除部から房水が大量に眼外へ出て、眼圧が急激に下降するため危険です。眼圧が急激に下がると眼底に大量の出血（駆逐性出血）を起こすことがあります。また、術後の仕事や運動は医師の許可を得るよう患者さんに説明します。術後に起こり得る合併症、とくに房水漏出（流涙症状）と感染（充血、眼脂の増加）の注意点については患者教育が重要であるため、ていねいに説明します。

患者さんが抗血栓薬（抗血小板薬、抗凝固薬）を服用している場合

高齢の患者さんでは、抗血栓薬を他科から処方されていることが少なくありません。原因疾患の多くは狭心症、心筋梗塞、脳梗塞、心臓の手術後など、命にかかわる疾患のため、原因疾患の状態によって、術前でも抗血栓薬を中止できない場合があります。白内障手術などの小切開手術では出血量が少量のため術前でも休薬しないことが多いですが、トラベクレクトミーでは原則中止にします。出血が多いと結膜癒着が起こって濾過効果が減弱し、トラベクレクトミーで通常行う虹彩切除時に出血が多くなる危

険があるからです。しかし、抗血栓薬を中止しない方がよい患者さんもいるため、他科の主治医の意見を聞き、個別に判断します。薬の種類と休薬のリスクの程度によって休薬期間が異なるため、休薬の有無と休薬期間を正確に患者さんに伝えます。

必要な手術機器・器具

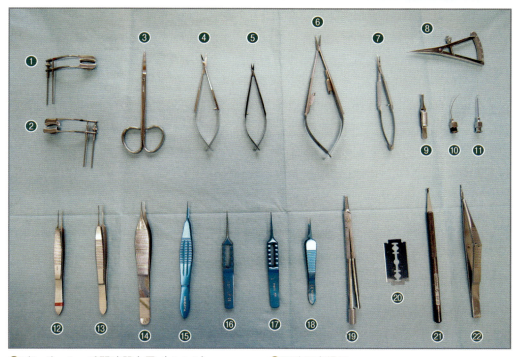

❶バンガーター氏開瞼器右用（イナミ）
❷バンガーター氏開瞼器左用（イナミ）
❸眼科用剪刀（イナミ）
❹スプリングハンドル式剪刀（イナミ）
❺ウェッケル剪刀（イナミ）
❻カストロビエホ氏持針器（カティーナ）
❼マイクロ持針器（エムイーテクニカ）
❽カストロビエホ氏キャリパー（アシコ）
❾クレンメ（イナミ）
❿永田氏経結膜球後針（イナミ）
⓫前房洗浄針
⓬眼球固定鑷子
⓭ドイツ型無鈎鑷子（イナミ）
⓮ソープ氏角膜異物鑷子（イナミ）
⓯カストロビエホ鑷子（はんだや）
⓰マイクロ有鈎鑷子（直角型有鈎、イナミ）
⓱マイクロ角膜縫合鑷子（イナミ）
⓲マイクロ結紮鑷子（はんだや）
⓳マイクロサージャリー用替刃パンチ（イナミ）
⓴剃刀替刃（フェザー）
㉑ゴルフ刀
㉒ケリーデスメ膜パンチ（イナミ）

手術中の心得

▎術者に鑷子を渡す際は、有鈎鑷子と無鈎鑷子を間違えないようにする！

　トラベクレクトミーの成功は濾過胞がうまく形成されるかどうかにかかっています。結膜にボタンホール（小さな穴）が開いてしまうと、そこから房水が結膜の外へ漏出してしまい、濾過胞が形成されません。結膜は薄い粘膜でできています。年齢とともに薄くなり、高齢者ではかなり薄くなっているため有鈎鑷子でつかむと簡単にボタンホールが開いてしまいます。術者に鑷子を手渡す際は有鈎鑷子と無鈎鑷子を間違えないよう注意してください。マイクロ鑷子の先端は、有鈎鑷子か無鈎鑷子か、肉眼ではわかりにくいため、永田眼科（以下、当院）では有鈎鑷子に赤いテープを貼って判別しています。

▎針と糸の取り扱いには細心の注意を払う！

　トラベクレクトミーの縫合糸は 10-0 ナイロン（直径 0.02〜0.03mm）で、とても細く、切れやすいため、取り扱いに注意します。針がついたまま糸が短い状態で見失うと、見つけるのはたいへん困難です。また、緑内障手術に用いる針は小さく細いため、わずかな力で変形してしまいます。針糸の取り扱いには細心の注意を払ってください。針糸は 1 パック 3,000〜5,000 円と高価で、先端の針の形状により丸針、平針、角針があります。縫合糸を準備する際は糸の太さだけでなく針の形状も確認してから開封します。

▎強角膜ブロック切除、虹彩切除時は使用する器具をより正確に渡す！

　トラベクレクトミーを行っている間は、眼圧が非常に低くなっていて術者が最も神経を使う場面です。使用する手術器具の中には、似たような鑷子や剪刀が複数あり、慣れるまでは肉眼では違いがわかりにくいです。間違った器具を渡されると手術に手間取ります。また、低眼圧の時間が長くなると駆逐性出血のリスクが高くなります。手術モニターで手術の進捗状況を確認しながら、術者が必要としている器具を慌てず正確に渡すようにしましょう。

▎不注意な操作で結膜を傷つけたり、糸を切ったりしないようにする！

　術野の介助を行う際は、血液の吸引や拭き取り時に結膜を傷つけないように気を付けてください。10-0 ナイロンはとても細いため、介助の吸引針や吸水スポンジ M.Q.A.）が引っ掛かると簡単に切れます。

手術の流れ

手順❶　角膜に制御糸を通糸し、結膜を切開する（動画1）

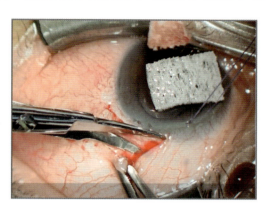

　角膜に制御糸を通刺して眼球を牽引し、糸を眼科用クレンメ、クリップ、ペアンなどでドレープに固定します。制御糸の太さは5-0～7-0でシルク糸、バイクリル®糸が用いられます。

　結膜麻酔を行い、結膜を輪部から後方に向けて放射状に切開します。続いて輪部をL字型に切開します。切開の方法には、輪部を切開する方法と、結膜円蓋部側（奥の方の結膜）を切開する方法があります。

手順❷　強膜を止血し、強膜弁（強膜フラップ）を作製する（動画1）

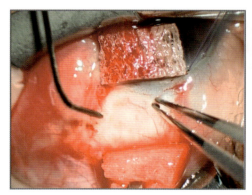

強膜を止血している。

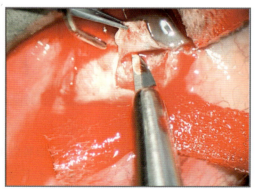

強膜弁を作製している。

眼科ケア　2025年春季増刊　197

結膜下の強膜を露出し、出血をジアテルミー凝固装置で焼灼して止血します。熱凝固作用で出血点を止血するため、強すぎる凝固は火傷と同じで術後炎症を悪化させて、濾過胞の形成を悪くするため過不足なく凝固します。このとき、凝固のパワーが高くなりすぎていないか注意します。人間の身体には、3～5分くらいで出血を自然止血する機能があるため、少量の出血は無理に焼灼しないこともあります。ただし、出血が多いときはこの後に行うMMCの濃度を希釈させてしまうため、過不足なく止血します。

　強膜弁の大きさと形（四角形、台形、三角形）は術者により異なりますが、基本は3～4mmの四角形です。強膜弁を1枚のみ作製する方法（シングルフラップ法）と、1枚目の下に一回り小さいサイズの強膜弁をもう1枚作製して2重にする方法（ダブルフラップ法）があります。当院では、ダブルフラップ法で行います。ダブルフラップ法では、深層フラップを切除して表層フラップの下にトンネルを作製します。房水を強膜弁の後方に導きやすく、濾過胞を限局させない利点があります。均一な深さ、きれいな縁取りの強膜弁を作製できるよう、替え刃メスの使用に備えて、メスを複数準備しておきます。

手順❸　マイトマイシンCを結膜下に留置する　動画1

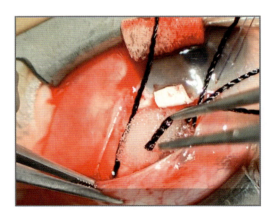

　癒着予防のため、マイトマイシン眼科外用液用2mg、1アンプルを5～10mLの蒸留水で希釈（0.02～0.04％）したマイトマイシンC（マイトマイシン眼科外用液用2mg）希釈液（0.02～0.04％）を浸した眼科用吸水スポンジ片（M.Q.A.）や、脳神経

外科用マイクロシート（滅菌ベンシーツ®XR、以下、ベンシーツ®）を結膜下に塗布します。濾過胞が限局しないよう房水を結膜円蓋部の方向まで流すため、スポンジ片やマイクロシートを結膜下の奥の方まで押し込みます。奥の方に押し込むと見失う可能性があるため、紛失予防の糸付きマイクロシート（ベンシーツ®）が便利です。筆者は奥に押し込むものはベンシーツ®、強膜弁の上は M.Q.A. 片を使用しています。使用したベンシーツ®、M.Q.A. 片の数を確認し、術野に取り残さないように注意します。MMC 片を作製する際は大きさと薄さが均一になるようにします。薄すぎると取り出す際にちぎれて見失うことがあります。

　MMC の濃度と作用時間は術者や患者さんの目の状態により異なります。術前に術者に濃度と作用時間を確認し、術中は時間をタイマーで計測します。終了時間が近付いたら術者に伝えます。MMC 塗布後は人工房水（50〜150mL）で十分に洗浄します。洗浄が不十分で MMC が効きすぎると強膜が溶けたり、結膜が虚血して薄くなったりして感染のリスクが高い虚血性濾過胞になります。逆に、MMC の効果が弱いと濾過胞が瘢痕化し、眼圧下降が得られません。

手順❹　線維柱帯を切除し、その下の虹彩を切除する （動画2）

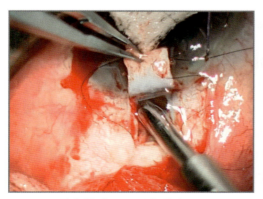
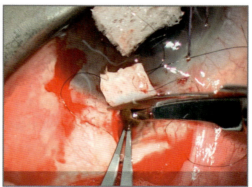

強角膜ブロックを切除する。　　　　　　　　　　虹彩を切除する。

　線維柱帯付近の強角膜をブロック片で長方形に切除します。線維柱帯切除術という術式名ですが、実際は線維柱帯部で切除すると出血しやすいため、線維柱帯より前方の強角膜をブロック片として切除することが多いです。メスと剪刀で切除する場合と、ケリー氏デスメ膜パンチを使用する場合があります。強角膜ブロックは 1〜1.5 × 2〜

3mmの小さな切除範囲であるため、通常のマイクロ剪刀よりも繊細な操作ができるヴァナス剪刀や永田式剪刀を用いることもあります。

強角膜ブロックを切除した部分に、その下の虹彩が陥頓しないように、虹彩をマイクロ剪刀（永田式剪刀、ウェッケル剪刀、ボン大虹彩剪刀、スプリング剪刀など）で切除します。鑷子と剪刀には、柔らかい虹彩組織をつまんで切除しやすいようにさまざまな種類があります。術者によって使用する器具が異なるため、術前に術者が使用する器具を予習しておくと術中に慌てず受け渡しできます。

手順❺　強膜弁を縫合する　動画２

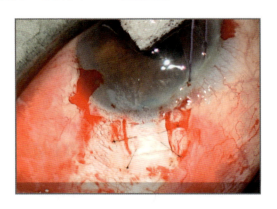

強角膜ブロックを切除した部分を覆う強膜弁を、4～6カ所、10-0ナイロンへら針で縫合します。1本目を縫合するまでは眼圧がゼロの状態であるため、素早く縫合しないと駆逐性出血のリスクが上がります。焦らずに確実に針糸をつけた持針器と鑷子を術者に渡します。前房の形成状態や強膜弁の隙間からの房水の漏れ具合を見ながら、縫合の数と強さを調整します。強膜弁の縫合の強さは術後の眼圧以外に、乱視にも影響します。術者は前房に人工房水を注入し、M.Q.A.で強膜弁下から房水を拭きながら濾過量と縫合の強さを確認します。

手順❻　結膜を縫合する（動画3）

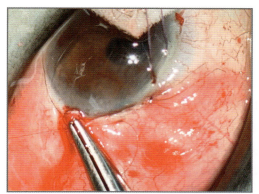

結膜の縫合。

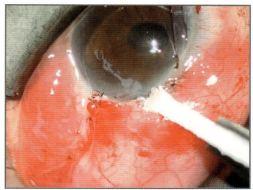

MMCで房水漏出がなく濾過胞が膨れていることを確認。

　結膜を元の位置に戻し、結膜から眼外へ房水が漏れないように10-0丸針またはへら針で縫合します。縫合方法には、連続縫合、圧迫縫合（創部を抑えるように縫合）、半返し縫い、単結紮（一針ずつ結紮）、マットレス縫合・U字縫合（Uの字を描くように四角く縫合）など、複数あります。筆者は輪部から房水の漏れがないよう、半返し縫いでしっかりと縫合します。半返し縫いは次の縫い目を前の縫い目に半分重ねる縫い方で、布の裁縫方法に由来します。縫い目を強くする利点があり、トラベクレクトミー後は眼球マッサージをすることもあるため、マッサージに耐え得る縫合強度にできます。一方、結膜の縦方向の放射状切開は輪部ほど密に縫合する必要はなく、連続縫合、単結紮縫合を用います。筆者はそれに圧迫縫合を追加して、濾過胞が周囲に広がりすぎないようにしています。

　最後に人工房水を前房に注入します。濾過された房水で濾過胞が膨らむか、結膜からの房水の漏れがないかをM.Q.A.で確認します。

術後に注意すべきこと

感染予防

　濾過手術後は、術後点眼薬と眼周囲の清潔の重要性を理解してもらう、濾過胞を傷

つけないよう目をこすらない、外傷に注意する、などの感染予防に対する注意事項を守ってもらいます。また、眼脂や充血などの感染の兆候があれば、早急に受診してもらうことを説明します。

患者さんへの対応

　トラベクレクトミー後はしばらく見えにくい状態になります。術前に十分説明していても、術後に見えにくくなると患者さんは不安になり、医師には聞きにくいことをスタッフに質問します。生理的な眼圧よりも眼圧を低くする手術であるため、しばらくは見えにくいこと、縫合糸による違和感があることなどを説明してください。術後は眼圧と濾過胞の状態を見ながら、レーザー切糸を行い、眼圧を調整します。レーザー切糸で何本切るかは術後の経過次第です。レーザー切糸は術後1カ月以内に行うことが多いです（1カ月以降は癒着が進み、レーザー切糸の効果が出にくくなります）。患者さんは、レーザー切糸の意味を理解していないことも少なくないため、患者さんの理解度に合わせて、繰り返し説明します。術後に低眼圧になると毛様体浮腫が生じ、毛様痛を訴えることがあります。

濾過胞感染への注意

　濾過胞感染（図2）は、最悪の場合、失明に至る重篤な合併症です。濾過胞がある

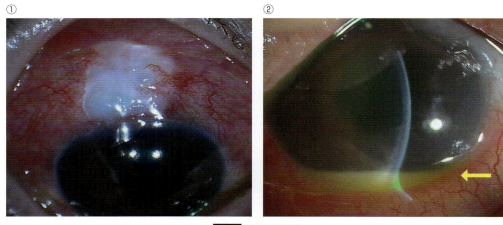

図2 濾過胞感染
①濾過胞感染している状態である。濾過胞周囲に強い充血がみられる。
②感染が眼内へ波及している。前房蓄膿（黄色矢印部分）が生じている。

① ②

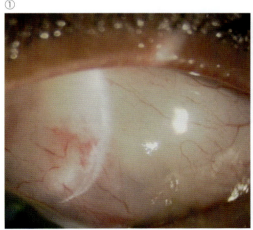 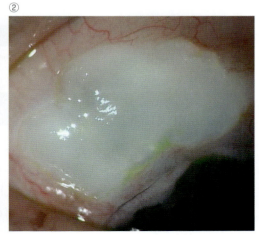

図3 濾過胞の形
①理想的な濾過胞。正常な血管が残り、後方の円蓋部までふんわりと膨らんでいるのが理想である。結膜に適度な厚みがあり、感染リスクは高くない。
②虚血性濾過胞。血管がなくなり、虚血性の非常に薄い結膜の虚血性濾過胞である。房水が漏出しやすいため、感染リスクが高い濾過胞である。

限り、生涯感染に注意が必要です。濾過胞感染では濾過胞周囲が充血して眼脂も増えます。濾過胞感染の原因は、濾過胞に開いた小さな穴からの菌の侵入です。濾過胞から房水が眼外へ漏出するため、患者さんは流涙症状を訴えます。感染が濾過胞周囲のみか、眼内まで広がっているかで対処法が変わり、緊急手術が必要になることもあります。濾過胞感染では早急に抗菌薬を開始することが重要です。点眼薬が基本ですが、点滴や内服など全身投与を行うこともあります。

　感染の起こしやすさは濾過胞の状態によっても異なり、結膜壁の薄い虚血性濾過胞では、感染のリスクが高くなります。同じように手術をしても形成される濾過胞の形はさまざまです（図3）。

執筆者：豊川紀子

2章 眼科の手術とケア

　緑内障のレーザー手術
（レーザー虹彩切開術、選択的レーザー線維柱帯形成術）

レーザー虹彩切開術ってどんな手術？

レーザー虹彩切開術（LI）とは

　レーザー虹彩切開術（laser iridotomy；LI）は、虹彩周辺部に穿孔創を作製し、後房から房水を直接、前房に流し、前房と後房の圧差を解消し、隅角を開大させて瞳孔ブロックを解除または予防する手術です（図1）。合併症として、まれに術後晩期に水疱性角膜症を生じることがあるため、できる限り低いエネルギー量のレーザー照射を心掛けます。

手術の適応

　LIは原発閉塞隅角症、原発閉塞隅角緑内障、急性緑内障発作で適応となります。急性緑内障発作を起こしていない方の目も、急性発作を起こす可能性が高いため、予防

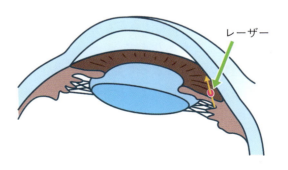

図1 レーザー虹彩切開術
レーザーで虹彩に小さな穴を開け、前房と後房の連絡通路を作製する。黄色矢印のように、後房の房水が虹彩穿孔創から前房へ流れる。

的に行うことがあります。また、狭隅角眼で頻回に散瞳検査が必要な患者さんや、抗コリン薬を服用している可能性のある患者さん、地理的要因により急性発作時の緊急の受診が難しい患者さんにも適応となります。

手術時間

　レーザーを照射する時間は 10〜15 分ですが、術前の処置が必要です。

術前の処置

　手術の 1 時間前からサンピロ®点眼液 1%、またはサンピロ®点眼液 2%（ピロカルピン塩酸塩）を 20 分以上の間隔で 2〜3 回点眼し、縮瞳させます。サンピロ®は毛様体突起部が前方内方へ移動し、水晶体の前方への移動と厚みの増加が起こるため、頻回点眼すると、かえって浅前房化、瞳孔ブロックを増強させ、さらに副交感神経刺激症状のムスカリン作用により消化器症状（悪心、嘔吐）を生じる可能性があります。早く縮瞳させるために短時間で頻回に点眼しないようにしてください。

急性緑内障発作の場合

　急性緑内障発作が起こったときに、高眼圧による角膜浮腫があるとレーザーが虹彩へ到達しにくいため、高浸透圧薬の点滴や、炭酸脱水酵素阻害薬の内服により眼圧の下降を図ります。また、急性緑内障発作では炎症を伴うため、リンデロン®点眼液 0.01%（ベタメタゾンリン酸エステルナトリウム）の点眼を併用します。角膜浮腫が強いと、レーザーの照射エネルギー量が大きくなり、水疱性角膜症を生じる危険があります。そのため、術前の角膜内皮細胞数検査で角膜内皮異常がある場合や、角膜浮腫が強く、レーザーでの虹彩切開が困難な場合は、観血的周辺虹彩切除術を検討します。

術後の高眼圧の予防

　術後の一過性高眼圧の予防として、アイオピジン®UD 点眼液 1%（アプラクロニジン塩酸塩）を手術の 30 分から 1 時間前と、術直後に点眼します。

必要な手術器具

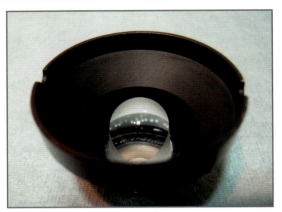

アブラハムイリデクトミーYAG レーザーレンズ（オキュラー、周辺の虹彩が見やすいようにプリズムレンズとなっている）

◇◆◇ レーザー虹彩切開術の手術中の心得 ◇◆◇

■患者さんの緊張をほぐし、術中の注意点を説明する！

　レーザー手術であっても、患者さんは緊張していて、痛みに敏感になっています。そのため、患者さんには術前の点眼麻酔時に、痛みが強い手術ではないことを伝えて緊張をほぐしましょう。また、術中は顔や眼球を動かすと危ないこと、医師に指示された方向へ眼球を動かしてもらうことを説明します。

■レーザー台といすの高さ、距離を調節しておく！

　患者さんが安全に、苦痛なく治療が受けられ、窮屈な姿勢とならないように、レーザー台といすの高さ、距離を調節しておきます。

レーザー虹彩切開術の手術の流れ

手順❶　点眼により術後の眼圧上昇を予防する

　術前 30 分から 1 時間前に、アイオピジン®UD 点眼液 1％を点眼して、術後の眼圧上昇を予防します。

手順❷　点眼麻酔を行う

　術直前にベノキシール®点眼液 0.4％（オキシブプロカイン塩酸塩）で点眼麻酔を行います。

手順❸　レーザー虹彩切開用レンズを装着する

　レーザー虹彩切開用レンズを患者さんに装着します。

手順❹　レーザーを照射する

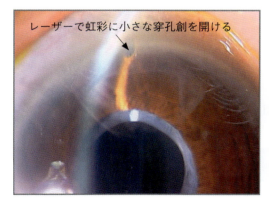
レーザーで虹彩に小さな穿孔創を開ける

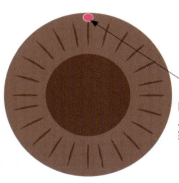
眼瞼で隠れる上方の周辺虹彩に開ける

　アルゴンレーザーを 2 段階、照射します。第 3 段階として、ヤグレーザーを併用することもあります。
　第 1 段階では、アルゴンレーザーで穿孔予定部位に大きめのレーザースポットを照射し、虹彩を薄くします。レーザースポットのサイズは 200〜500μm、照射パワー

は 200mW、照射時間は 0.2 秒です。第 2 段階では、薄くなった虹彩の中央に穿孔創を開けます。ヤグレーザーを併用する場合は穿孔させず、第 1 段階より少し薄くする程度とします。第 3 段階ではアルゴンレーザーで熱凝固して薄くした虹彩実質に、ヤグレーザーのプラズマで穿孔創を開けます。アルゴンレーザーを照射せず、ヤグレーザーをそのまま虹彩に照射すると虹彩から出血するため、3 段階照射法が安全で、総エネルギー量も小さく、推奨されています。自施設にヤグレーザーの設備がない場合は、総エネルギー量に注意しながら、第 2 段階までで穿孔させます。

■ 介助者にしてほしいこと

患者さんが術中に無理のない姿勢を保持できるように介助します。レーザー照射時は、患者さんの額が無意識のうちに額当てから離れたり、頭が傾いて顎が顎台から外れたりすることがあります。レーザーは照射部位にうまくピントを合わせることが重要であるため、介助者は患者さんの頭の位置と顔の向きに注意します。患者さんの頭をベルトで固定し、さらに患者さんの頭が動かないように、手で後ろから優しく保持するとよいでしょう。このときに、患者さんの頭を強く押さえたり、無理な姿勢を強要したりしないように配慮します。また、術中に恐怖心から固視不良になったり、強く閉瞼したりしてしまう患者さんもいるため、優しく声掛けをして、開瞼と固視を促します。

手順❺　術後に再度、点眼し、眼圧上昇を予防する

術後は再度、アイオピジン®UD 点眼液 1％を点眼し、眼圧上昇を予防します。

術後に注意すべきこと

術後の眼圧上昇

術後は、一過性に眼圧が上昇することがあります。眼圧の上昇は術後 1〜2 時間がピークで、ほとんどが約 6 時間で軽快します。

術後の虹彩毛様体炎

レーザー虹彩切開術の術後は、虹彩毛様体炎が必ず起こりますが、1週間以内に軽快します。術後は副腎皮質ステロイドの点眼薬、または非ステロイド性抗炎症薬の点眼薬を処方します。

術後の見えにくさ

術後は、まれに虹彩から前房出血が起こります。通常は起こっても、ごく軽度ですが、前房内に赤血球が浮遊すると、目のかすみ、飛蚊症、視力低下を自覚することがあります。また、術後の数時間はサンピロ®点眼液の縮瞳作用が持続しているため、網膜に届く光の量が減少し、暗黒感が残ります。

選択的レーザー線維柱帯形成術ってどんな手術?

選択的レーザー線維柱帯形成術（SLT）とは

選択的レーザー線維柱帯形成術（selective laser trabeculoplasty；SLT）は、線維柱帯にレーザーを照射し、線維柱帯の房水流出抵抗を低下させる手術です（図2）。従来はアルゴンレーザーを使用していましたが、アルゴンレーザーは発熱性レーザーで

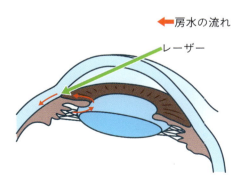

図2 選択的レーザー線維柱帯形成術
レーザーを房水の流出路である隅角の線維柱帯に照射し、房水の流出抵抗を減らす。

あるため、熱凝固による組織障害が強く、現在は線維柱帯の有色素細胞のみを選択的に照射するQスイッチ半波長ヤグレーザーを用いるSLTが施行されています。

手術の適応

SLTは線維柱帯にレーザーを照射するため、隅角鏡で線維柱帯が確認できる開放隅角が適応の基本条件であり、原発開放隅角緑内障、高眼圧症、落屑緑内障などが適応となります。SLTは観血的手術に代わる効果は期待できず、薬物治療と観血的手術の中間的な位置付けです。炎症性の緑内障や血管新生緑内障には効果がなく、炎症の悪化や出血を招いて眼圧が上がり、逆効果になることがあるため、禁忌です。

手術時間

手術時間は10〜15分です。

術前に注意すべきこと

術前の注意点はとくになく、術前の絶飲食の指示も不要です。

術後に注意すべきこと

レーザー虹彩切開術（204〜209ページ）を参照してください。

必要な手術器具

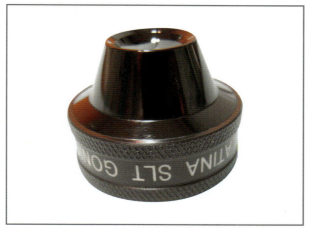

Ocular Latina SLT Gonio Laser（オキュラー、SLT専用の拡大効果のない隅角鏡）

選択的レーザー線維柱帯形成術の手術中の心得

レーザー虹彩切開術の「手術中の心得」（206ページ）を参照してください。

選択的レーザー線維柱帯形成術の手術の流れ

手順❶　点眼により術後の眼圧上昇を予防する

術前30分から1時間前に、アイオピジン®UD点眼液1％を点眼して、術後の眼圧上昇を予防します。

手順❷　点眼麻酔を行う

術直前にベノキシール®点眼液0.4％で点眼麻酔を行います。

手順❸ SLT専用の隅角鏡を装着する

SLT専用の拡大効果のない隅角鏡を患者さんに装着します。

手順❹ レーザーを照射する　ココに注目！

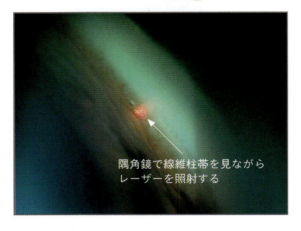

隅角鏡で線維柱帯を見ながらレーザーを照射する

レーザーを照射します。凝固サイズは400μm、照射時間は3n秒（機器の標準設定）です。半周照射で約60発、全周照射で約100〜120発を照射します。

■ 介助者にしてほしいこと

レーザー虹彩切開術の 手順④ （207〜208ページ）を参照してください。

手順❺ 術後に再度、点眼し、眼圧上昇を予防する

術後は再度、アイオピジン®UD点眼液1％を点眼します。

執筆者：豊川紀子

2章 眼科の手術とケア

15 斜視の手術

どんな手術？

外眼筋と斜視

　眼球の周りには、それぞれ上下方向と水平方向に付く4本の直筋（上直筋、下直筋、外直筋、内直筋）と、上と下に斜めに付く2本の斜筋（上斜筋、下斜筋）の合計6本の筋肉（外眼筋）が付いており、微妙なバランスを保っています（図1）。このバランスが崩れると、眼球が外側を向いたり（外斜視）、内側を向いたり（内斜視）、上を向いたり（上斜視）、下を向いたり（下斜視）します。

斜視の手術とは

　斜視の手術では、外眼筋の位置をずらすことで、外眼筋の力を強めたり、弱めたりして、眼球が正面を向くようにバランスを整えます。外斜視では、外直筋の作用を弱めるために、外直筋の付着部の位置を後ろにずらす方法（後転術）や、内直筋の作用を強めるために、内直筋の短縮部位を付着部の位置まで前にずらす方法（前転術）を

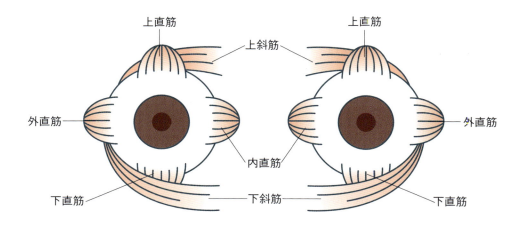

図1 外眼筋の解剖図

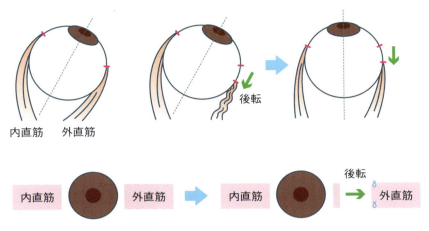

図2 外直筋後転術のイメージ図

　行います。なお、術中に眼球の壁に傷が付いたり、外眼筋を見失ったりする場合があります。その場合は、追加の処置が必要となります。
　本稿では、外斜視の際に行う外直筋後転術（外直筋を後方にずらす術式）について解説します（図2）。

手術の適応

　斜視の手術は、物が2つに見える（複視）、両眼視がしにくい、斜視のため片眼をつぶっている、整容的に気になる、眼精疲労がある、斜視のため他人と目を合わせにくい、精神的なストレスを感じるなどの場合に適応となります。

手術時間、術前の注意点

　外斜視の手術時間は1時間程度です。小児では全身麻酔が必要ですが、成人では局所麻酔でも手術が可能です。斜視の手術は痛みを伴う手術であるため、痛みに不安がある患者さんには全身麻酔下で手術を受けることを勧めます。また、術中は眼球心臓反射を起こし、徐脈や不整脈をひき起こす場合があるため、昇圧薬を準備しておく必要があります。心疾患のある患者さんやアスリートなどのもともと心拍数が低い人は、とくに注意が必要です。全身麻酔下で手術を行う場合は、患者さんに麻酔の時間も含めた手術時間を伝えておきます。

術前に患者さんに説明すべきこと

患者さんには、手術により眼位がいったん正常になっても、再発したり、複数回の手術が必要となったりする場合があることを術前に説明しておきます。また、患者さんに斜視の手術の既往があれば、詳細を確認しておくことは、術式選択を考える上で重要です。

必要な手術器具

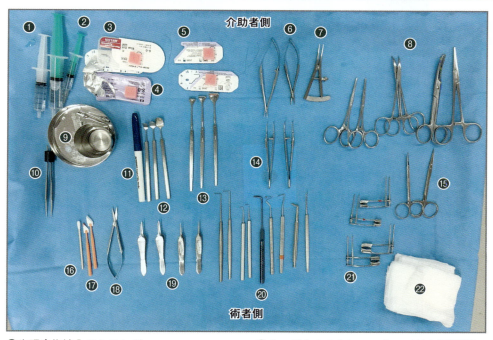

① 生理食塩液入りシリンジ
② キシロカイン®注射液2％入りシリンジ
③ 6-0 ネスコスーチャー®ナイロン（アルフレッサファーマ）
④ 8-0 ポリゾーブ™（コヴィディエンジャパン）
⑤ 6-0 バイクリル®糸（エチコン）
⑥ 持針器（詳細は216ページ）
⑦ カリパー
⑧ ペアン止血鉗子
⑨ 角膜用ライトシールド（ビーバービジテックインターナショナルジャパン）
⑩ バイポーラ鑷子
⑪ サージカルスキンマーカー（村中医療器）
⑫ 開創器（詳細は217ページ）
⑬ 開瞼鈎（詳細は217ページ）
⑭ 固定鑷子（詳細は216ページ）
⑮ 剪刀（詳細は216ページ）
⑯ 綿棒
⑰ M.Q.A. スティックスタウト（イナミ）
⑱ スプリングハンドル式剪刀（イナミ）
⑲ 鑷子（詳細は216ページ）
⑳ 斜視鈎（詳細は216ページ）
㉑ 開瞼器
㉒ ガーゼ

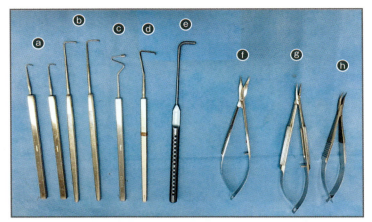

斜視鈎
ⓐヘルベストン氏斜視鈎 6mm K3-6610（カティーナ）
ⓑ斜視鈎 大 11mm HS-2547（はんだや）
ⓒガイトン氏小切開斜視鈎 K3-6820（カティーナ）
ⓓグリーン氏斜視鈎（イナミ）
ⓔライト氏グルーブフック（タイタン）

剪刀
ⓕスプリングハンドル式剪刀（イナミ）

持針器
ⓖバラッケー氏マイクロ持針器 止無 BM-560（イナミ）
ⓗ新潟大学ショート持針器（イナミ）

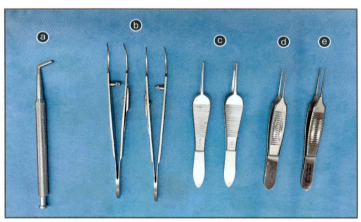

鑷子
ⓐバンガーター氏眼筋クレンメ（イナミ）
ⓑムーディ氏固定鑷子（カティーナ）
ⓒポーフィック氏縫合鑷子（エムイーテクニカ）
ⓓマイクロ角膜縫合鑷子 M-5R（イナミ）
ⓔマイクロ結紮鑷子 M-171R（イナミ）

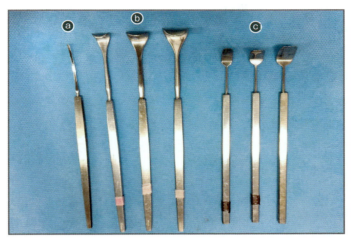

開創器
ⓐ スパーテル 1.5mm（イナミ）
開瞼鉤
ⓑ デマル氏開瞼鉤 小 11mm、中 14mm、大 17mm（イナミ）
ⓒ ヘルベストン氏開創器 小 7mm、中 9mm、大 11mm（カティーナ）

器具の配置と注意点

　器具は基本的に術者側に向けて配置しますが、持針器や縫合糸は介助者が把持してから術者に渡すため、介助者側に向け、介助者の近くに配置します。
　斜視鉤や鑷子類は術者が自主的に把持しやすいように、術者側に配置します。
　スプリングハンドル式剪刀は術中の操作で頻繁に使用するため、術者側に配置します。剪刀は刃先でけがをしないように、必ず刃先が介助者側に向くように配置します。刃先に血液や組織などが付着している場合は、濡れたガーゼで拭き取ります。
　M.Q.A. スティックスタウトや綿棒は頻繁に使用するため、術者側に数本並べておき、少なくなったら補充しておきます。
　器具が濡れると術者が把持しにくくなるため、器具が濡れていたら、ガーゼで拭き取っておきましょう。

手術中の心得

▍術者、介助者、周りのスタッフで患者情報を確認する！

　左右眼のどちらに手術をするか、どの外眼筋に手術をするかを、術者だけでなく、介助者や周りのスタッフとも確認し合った上で手術を行うことが大切です。患者情報はホワイトボードに書き出し、タイムアウトを実施して確認しましょう。

▍手術用顕微鏡のモニターは見やすい位置に配置する！

　介助者や周りのスタッフが手術の進行状況を把握できるように、手術用顕微鏡のモニターは見やすい位置に配置します（図3）。

▍患者さんのバイタルサインに注意する！

　外眼筋を引っ張る際は、眼球心臓反射を起こしやすいため、患者さんのバイタルサインにとくに注意が必要です。患者さんの心拍数が低下した場合は、すぐに術者に声を掛けます。術者は手術操作を一度止め、筋を斜視鈎で牽引している際は斜視鈎を緩めたり、一度外したりして徐脈が回復してから手術

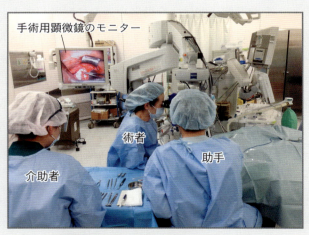

図3　手術用顕微鏡のモニターの配置
術中の手術用顕微鏡のモニターは、介助者や周りのスタッフも見やすい位置に設置する。

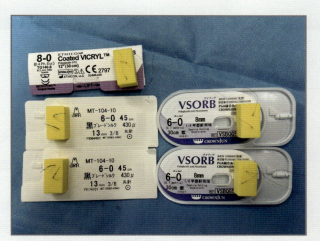

図4 針カウンター

を再開します。必要があれば、アトロピン硫酸塩水和物 0.005〜0.02mg/kg を静注します。

▎術中にベッドに触れたり、器具の確認などを行ったりする場合は、必ず術者に声を掛ける！

　斜視手術は微細な手術であるため、術中の少しの操作のずれで、大きな合併症をひき起こす危険性があります。そのため、ベッドに触れる際や、患者さんに装着した器具の確認などの操作が必要な際は、必ず術者に声を掛けましょう。

▎針刺し事故や針の紛失に注意する！

　斜視手術は、ほかの眼科手術に比べて縫合する場面が多く、複数の糸を使います。そのため、針刺し事故や針の紛失などに注意が必要です。図4のように、針カウンターを用いるとよいでしょう。

外直筋後転術の手術の流れ（動画1）

手順❶　制御糸を留置し、結膜を切開する

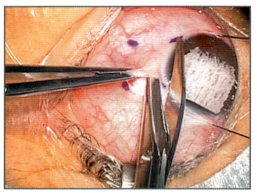 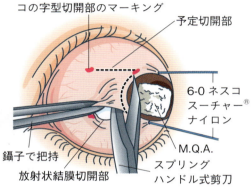

　本稿では、外斜視の際に行う外直筋後転術について述べます。6時と12時の角膜輪部に6-0ネスコスーチャー®ナイロンで制御糸をかけ、糸の先端にペアンを固定し、目的とする筋の対側（内転）へ牽引します。次に、結膜切開部をサージカルスキンマーカーでマーキングします。本稿では、角膜輪部切開法を紹介します。角膜輪部切開法は、角膜輪部をコの字型に切開し、直筋にアプローチする方法です。術野を広く取ることができ、筋付着部の全幅を視認できます。結膜下に透けて見える外直筋の位置や、外直筋に向かう血管の走行を確認し、切開部をマーキングします。結膜を鑷子で軽く持ち上げて放射状に切開し、印を切り分けながら角膜輪部に沿って切開を延ばします。次いで、対側の放射状切開を延ばします。

■ 介助者にしてほしいこと

　介助者は生理食塩液に浸したM.Q.A.を角膜に乗せ、角膜が乾かないようにします。局所麻酔の際は、患者さんが手術用顕微鏡のライトをまぶしく感じないように、角膜用ライトシールドを乗せることもあります。介助者が結膜をM.Q.A.や綿棒でよく拭いてから切開位置をマーキングすると、インクがにじみにくくなります。マーキング後も、上からインクを押さえるように余分なインクを拭き取ります。

■ ポイントとなる手技や機器・器具

　結膜を切開する際は、外直筋の位置を意識しながら結膜の血管をよけるようにして切開すると、出血を防げます。

手順❷　筋を露出させて斜視鈎を挿入し、テノン嚢を剝離する

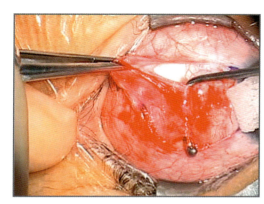
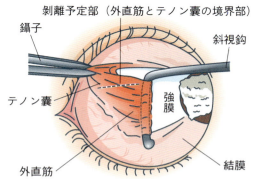

　スプリングハンドル式剪刀でテノン嚢を鈍的に剝離し、外直筋を露出させます。まず、コの字型に切開した下方結膜の後方断端部のテノン嚢をポーフィック氏縫合鑷子で把持して軽く持ち上げ、スプリングハンドル式剪刀を強膜に沿わせながら、テノン嚢を鈍的に剝離します。同様に、上方のテノン嚢も剝離します。剝離したテノン嚢部より斜視鈎を強膜に沿わせながら、筋付着部のすぐ後方に挿入して筋の全幅をすくい、付着部を保持します。筋が全幅拾えていることを確認したら、斜視鈎を介助者に把持してもらいます。後部テノン嚢と筋の辺縁との境界部を確認し、綿棒を用いて後部テノン嚢を鈍的に後方へしごき、剝離を展開します。テノン嚢が厚く、鈍的に剝離できない場合は、スプリングハンドル式剪刀を用いて、筋の辺縁とテノン嚢の境界部を切開します。出血時はバイポーラ鑷子で止血します。

■ 介助者にしてほしいこと

　介助者が斜視鈎を把持する際、剝離している側を軽く上方に傾けると、境界部がわ

かりやすく、剥離しやすくなります。ただし、斜視鉤を強く牽引すると眼球心臓反射が起こりやすいため、注意が必要です。局所麻酔では筋の牽引により痛みが増強するため、とくに留意する必要があります。

■ ポイントとなる手技や機器・器具

筋を露出するまでの手順では、鑷子や斜視鉤を使う順序がほぼ決まっているため、術者に手際よく、持ちやすい向きで渡します。術者が術野から目を離すと、思わぬ血管を傷付けて出血を起こすことがあります。そのため、介助者は器具の配置を頭に入れ、スムーズに渡せるように準備しましょう。

手順❸ 縫合糸を通糸する

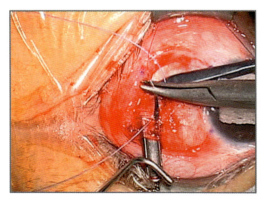 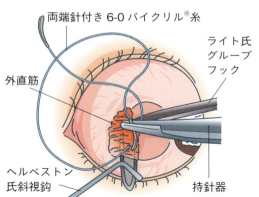

筋付着部の血管をバイポーラ鑷子で止血し、縫合糸を通糸する際に出血しにくくしておきます。両端針付き縫合糸の6-0バイクリル®糸を筋付着部に通糸します。通糸法は、血管をよけて、筋の付着部の上端下端に、それぞれ直筋の3分の1半層に通糸し、次に全層を通糸して、両端でロックします。筋を通糸する際は、ヘルベストン氏斜視鉤（6mm）を用いて、針を出す位置の真下の筋を軽く下に押すと、針先が出やすくなります。

■ 介助者にしてほしいこと

　筋付着部の血管をバイポーラ鑷子で止血するときは、M.Q.A.で出血を拭き取ります。また、縫合糸を術者に渡す際は、針の切れが悪くならないようにするため、持針器で針先を触らないように注意します。縫合時は周囲の組織が縫合糸に絡まないように、ヘルベストン氏開創器やM.Q.A.などで結膜やテノン嚢をよけます。

■ ポイントとなる手技や機器・器具

　通糸のために用いる糸は、両端に針が付いたまま使うのか、半分に切るのか、術前に術者と確認しておきます。介助者は針先から3分の2程度の平たい場所を持針器と90°になるように持ちます。糸を通す方向によっては逆手に渡す必要があるため、逆手の渡し方を練習しておく必要があります（図5）。持針器を渡すときは針が落ちないように、持ち手の端を指で挟み、術者が持ちやすいように横にして渡します（図6）。両端針付き縫合糸の場合は糸が長いため、糸の端を反対の手で軽く保持し、不潔野に触れたり、術者の手や糸同士が絡まったりしないように注意して渡すことが大切です。

手順❹　筋を切断する

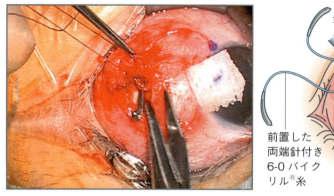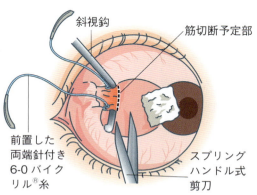

前置した両端針付き6-0バイクリル®糸　斜視鈎　筋切断予定部　スプリングハンドル式剪刀

　直筋に前置した縫合糸とともに筋を垂直に牽引し、スプリングハンドル式剪刀を用いて、付着部で切断します。付着部強膜をバイポーラ鑷子で止血します。

①順手　②逆手

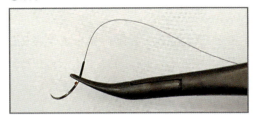
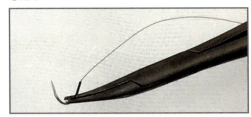

図5 持針器の順手、逆手

①良い例　②悪い例その1　③悪い例その2

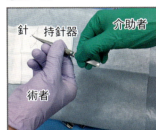
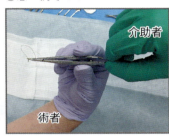
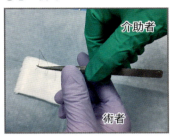

図6 持針器の渡し方

①持針器の端を指で挟み、術者が持ちやすいように持針器を横にして渡す。②持針器を立ててしまうと、術者が手首を回転させなければならない。③持針器の中央を把持すると、術者が持つ位置と重なってしまう。

介助者にしてほしいこと

　周囲の組織が切断部分に巻き込まれないように、ヘルベストン氏開創器やM.Q.A.などで結膜やテノン嚢をよけます。また、縫合糸を誤って切らないように注意します。術者は斜視鈎と上下にロックした2本の縫合糸を左手で持つ際に、2本の糸がたわまないように、しっかりと把持し、少し上に持ち上げて、筋の付着部と強膜の間に隙間を作るようにすると、筋を切断しやすくなります。

ポイントとなる手技や機器・器具

　筋を切断した際に、強膜側断端から出血することが多いため、バイポーラ鑷子で止血します。バイポーラ鑷子の先端のかみ合わせがずれていないか、余分な組織が付いていないかをチェックします。周囲のスタッフはバイポーラ鑷子の強度が適切になるように調節する必要があるため、機器の操作を覚えておきます。

手順❺ 後転量を計測する

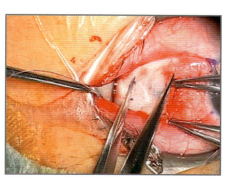
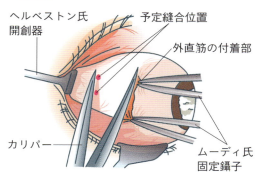

　付着部強膜の両端にムーディ氏固定鑷子を付けて対側に牽引し、眼球後方の視認性を確保します。M.Q.A. で後方強膜をきれいに露出させ、付着部から筋の走行に沿ってカリパーで後転量を計測し、マーキングします。

■ 介助者にしてほしいこと

　介助者は、あらかじめカリパーを予定後転量まで開大し、先端にサージカルスキンマーカーでインクを付けてから、術者に渡します。また、結膜の切開時と同様に、マーキング前後に M.Q.A. で強膜の水分を拭き取り、マーキングのインクがにじまないように留意します。ヘルベストン氏開創器やヘルベストン氏斜視鈎（6mm）などで結膜やテノン囊をよけ、術野を展開しましょう。

■ ポイントとなる手技や機器・器具

　カリパーによる計測は、正確な手術のためにもっとも重要です。指示された量を目盛り上で確認して、渡すときにずれないようにします。カリパーの目盛りは 1mm 単位と大まかなため、1 目盛りを間違えると、大きな間違いとなります。また、測定した後、ねじの部分を持つと、最初の測定値からずれる恐れがあります。さらに、マーキングのインクをカリパーに付け過ぎると、強膜上でにじんで広がり、後の操作がやりにくくなるため、適度な量が付くように留意します。術者は、介助者から渡されたカリパーの目盛りが正確かどうかを必ず確認してからマーキングします。

手順❻ 強膜へ通糸する ココに注目!

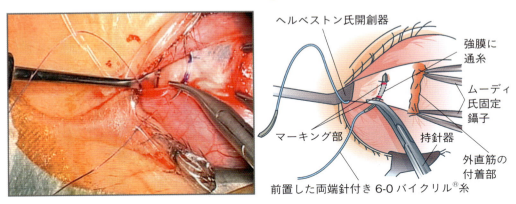

　ムーディ氏固定鑷子を左手で把持し、前置した縫合糸の両端針を上方、下方から、それぞれ中央に向かって、付着部に平行になるように強膜の計測部位に通糸します。強膜に通糸する際は、針先から約3分の2の位置で針を正確に把持し、針先が透けて見えるくらいの一定の深さを保ちながら、針先を強膜と平行に進め、中央に針を出します。針先を強く押してしまうと、強膜にしわが寄ったり、意図しない方向に針先が進むことがあるため、針先はけっして強く押さず、左手で把持したムーディ氏固定鑷子を針の進行方向と逆方向に軽く回旋させるようにして、ゆっくりと進めます。

■ 介助者にしてほしいこと

　介助者は術者が計測部位に通糸しやすいように、周囲の組織をヘルベストン氏開創器でよけます。スペースが限られている場合は、ヘルベストン氏斜視鈎（6mm）を用います。術者の操作と重ならない位置に器具を挿入し、できるだけ通糸部の視認性が確保できるように留意します。術者が操作しているときは、介助者や周囲のスタッフは手術用顕微鏡やベッドに触れないように注意します。操作がしにくい場合は、手術用顕微鏡の位置をずらすこともあるため、周囲のスタッフも術者が位置転換をスムーズに行えるように協力しましょう。

ポイントとなる手技や機器・器具

　強膜への通糸は、この手術でもっとも緊張するポイントです。後転量が多く、計測位置への通糸が困難な場合は、患者さんの頭を少し内方に回旋させ、後方まで術野が展開できるようにします。患者さんの頭位をずらす際は、全身麻酔の場合は麻酔科医に頭の位置を変えることを告げ、挿管チューブに留意しながら、ゆっくりと動かします。

起こりやすいトラブル

　針先が深く入り、誤って強膜穿孔を起こすと、硝子体出血や硝子体脱出、網膜剝離や眼内炎などの合併症を来すことがあります。そのため、周囲のスタッフは術者の集中力を妨げないように、ベッドや手術用顕微鏡に触れないことはもちろん、大きな物音を立てたり、大声で会話したりしないように配慮します。

手順 ❼　強膜通糸を結紮する

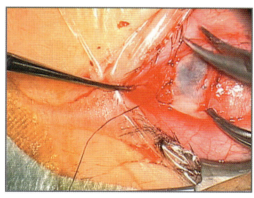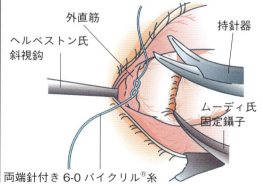

　強膜に通糸した糸を平行に少しずつ引き、前置した上下の縫合糸を緩みのないように牽引し、筋の中央部に 2-1-1 で結紮します。縫着した直筋と周囲の組織に異常がないかを確認し、断端が長めになるように糸を切断します。縫着した直筋の中央が後方にたわんでしまった場合は、糸を切断する前に、たわんだ筋の中央に一方の針を下から上に通糸して付着部まで引き上げ、もう一方の糸と、再度、2-1-1 で結紮してから糸を切断します。

■ 介助者にしてほしいこと

　周囲の組織をヘルベストン氏開創器でよけ、結膜やテノン嚢が縫合時に巻き込まれないように介助します。少し開創器を上方に引き上げながらよけると、術野の視認性がよくなり、縫合糸も牽引しやすくなります。

■ ポイントとなる手技や機器・器具

　糸の結紮が緩まないように、持針器、鑷子、あるいは指を使います。はさみはスプリングハンドル式剪刀を用います。

手順❽　結膜を縫合する

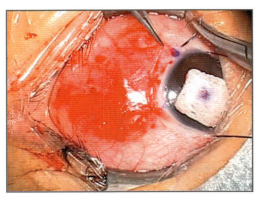
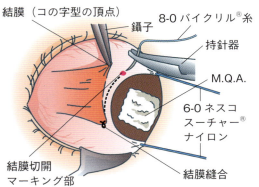

　結膜とテノン嚢を角膜輪部切開部に戻します。切開時に記したマーキングを手掛かりに、コの字型に切開した結膜断端部を2本の鑷子でつかみ、一度、縫合予定部位に合わせて位置を確認します。間違ってテノン嚢を把持していたり、結膜断端が内側に丸まっていたりしないかを確認してから縫合するとよいでしょう。結膜縫合に用いる8-0バイクリル®糸は、通常、自然に脱落するため、術後に抜糸する必要はありません。コの字型の頂点の2カ所を縫合した後、放射状切開部を追加縫合します。術後の疼痛を軽減する目的で、キシロカイン®注射液2%のテノン嚢下麻酔を施行し、手術を終了します。

介助者にしてほしいこと

術者が縫合した糸をスプリングハンドル式剪刀で切断します。糸が長過ぎると術後の異物感や角膜障害の発症につながり、短過ぎると結び目がほどけてしまうため、結び目から2～3mmの適当な長さで切ります。距離感をうまくつかめない場合は、少し長めに切っておき、最後にトリミングすることも可能なため、短く切り過ぎないように心掛けましょう。

ポイントとなる手技や器具

8-0バイクリル®糸はたいへん細い糸であるため、ケースから取り出すときに、誤って切ってしまわないようにします。また、針を指でつかもうとして針刺し事故を起こさないように注意します。使った針は針カウンターに刺していき、すべての針が戻っていることを確認して、手術を終了します。

術後に注意すべきこと

眼帯を装用する

片眼の手術を行った場合は、手術の翌日までは眼帯を装用してもらい、翌日の診察時に外します。両眼の手術を行った場合は、原則、眼帯は装用しません。小児で眼帯が気になってしまう場合は、片眼の手術でも眼帯を装用せずに様子を見ます。

術後の見え方

術直後は、まぶたや結膜が腫れていたり、目やにや涙、痛みで目が開けにくかったりするため、見え方が悪くなりますが、多くの場合は徐々に軽快していきます。

術後は物が2つに見えたり、めまいがしたりすることがありますが、徐々に慣れていきます。

不潔な手で傷口をこすらない

傷口は糸で縫っており、目がごろごろしたり、目やにが出たりするため、患者さんは目をこすりがちです。不潔な手で傷口をこすると、再出血したり、傷口が開いたり、化膿して傷の治りが遅れたりすることがあるため、注意するように説明します。

縫合糸によるアレルギー症状

縫合糸によるアレルギー症状が出ることがありますが、術後に点眼を行い、予防します。

術後の過矯正、低矯正

術後に過矯正（外斜視が内斜視になってしまう）や低矯正（外斜視が術後も残っている）となり、再手術が必要となることがありますが、術後しばらくは眼位が安定するまで時間がかかるため、少なくとも半年程度は経過をみます。

術後の通院、生活上の注意点

術後の基本的な通院スケジュールは、手術の翌週、術後約1カ月、約3カ月となります（図7）。当院では、斜視手術を受ける患者さんに、退院後の生活についてまとめた動画を視聴してもらいます（動画2）。

術後1週間（図7a）

術後1週間（1回目の外来受診まで）の時点では、傷口はまだ完全に塞がっていないため、抗菌薬と炎症止めの点眼を行い、患者さんには目を清潔に保ち、安静にしてもらいます。入浴については、首から下はシャワーを浴びても構いませんが、顔は清拭のみとし、洗顔や洗髪は控えるように説明します。また、激しい運動や砂遊び、風の強い日の外出は避けてもらいます。さらに、近くを見ると傷口が痛んだり、疲れたりすることがあるため、読書やテレビゲーム、パソコン作業などは控えてもらいます。通勤、通学は可能であることも伝えましょう。

術後約1カ月（図7b）

術後約1カ月（2回目の外来受診まで）の時点では、傷口が塞がりかけている状態です。入浴や洗髪、洗顔は可能となりますが、プールや温泉などの公衆浴場に行くことは避けてもらいます。また、コンタクトレンズは術後1カ月は装用しないように伝

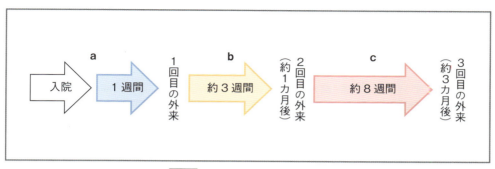

図7 術後の通院スケジュール

えましょう。軽い運動や体育の授業への参加、読書、テレビゲームは可能です。

術後1カ月以降（図7c）

　術後1カ月以降は、傷口がほぼ塞がっているため、患者さんには通常の生活を送れることを伝えます。2回目の外来受診のときに問題がなければ、プールや公衆浴場に行くことも可能ですが、それにより充血がひどくなった場合は、病院に連絡してもらうように、患者さんにあらかじめ伝えておきましょう。

執筆者：古森美和

2章 眼科の手術とケア

16 流涙症（涙道閉塞）の手術

涙道とは

　涙は眼表面を保護するために、涙腺から絶え間なく分泌されています（図1）。古い涙は排出され、つねに新しい涙と入れ替わります。涙の排出路を「涙道」と呼びます。涙道は目頭から鼻腔へ通り抜ける4〜5cmの管腔です。

　涙道内で1カ所でも狭窄や閉塞が起こると、目尻や目頭から涙が溢れ出ます（図2）。また、涙道内で古い涙が停滞すると、感染症が起こりやすくなり、結膜炎や角膜炎などの眼表面のトラブルが起こったり、術後眼内炎や角膜潰瘍などの重篤な疾患を発症したりする可能性もあります。

　涙道の閉塞や狭窄の多くは加齢に伴って起こりますが、抗がん剤のティーエスワン®（テガフール・ギメラシル・オテラシルカリウム配合）などの薬剤や、蓄膿症、顔面骨の骨折なども原因となります。

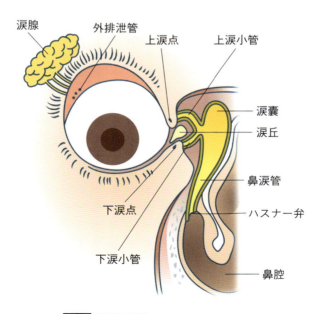

図1 涙道の構造（文献1をもとに作成）

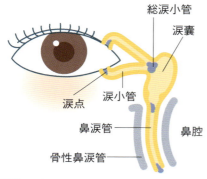

図2 涙道内で閉塞が起こりやすい部位

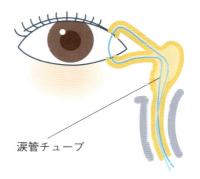

図3 涙管チューブの留置

どんな手術?

涙道閉塞の治療

　涙道閉塞の治療には、閉塞を開放して涙道を再建する手術と、骨に孔を開けて新しく涙道を造設する手術があります。前者については、近年は涙道内視鏡を用いた涙管チューブ挿入術が標準術式となっています。内視鏡で確認しながら閉塞を開放し、柔らかいチューブを涙道内に留置して、涙道内壁の消炎、修復を促します（図3）。本稿では、涙管チューブ挿入術について解説します。

手術の適応

　流涙症状や眼脂などの症状に対して通水検査を行い、涙道の閉塞や狭窄があれば手術を検討します。ドライアイや結膜弛緩症も流涙の原因となるため、鑑別が必要です。内眼手術の術前に涙道閉塞が認められ、術後感染が懸念される場合は、内眼手術の前に涙道閉塞の治療を行います。

手術時間

　涙管チューブ挿入術の手術時間は、閉塞部位や程度によって異なりますが、15分〜1時間です。

術前に患者さんに説明すべきこと

涙管チューブ留置に至らない場合がある

涙道の閉塞の状態、程度によっては、涙道を開放できず、涙管チューブ留置に至らない場合があるため、患者さんにあらかじめ説明しておきます。

滑車下神経麻酔による影響

滑車下神経麻酔の影響により、術後、数時間は眼球運動制限が起こり、複視を生じます。そのため、片眼（術側でなくてもよい）を眼帯で隠します。患者さんに術後の数時間は自動車の運転ができないことも説明しておきましょう。

滑車下神経麻酔の注射により、皮下出血が起こることがあります。まれに球後出血を来し、数週間、青あざが残る場合もあります。

必要な手術機器・器具

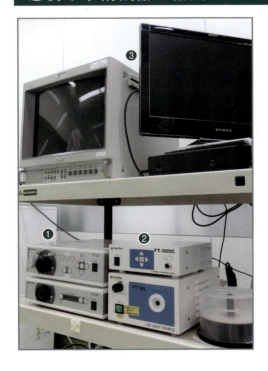
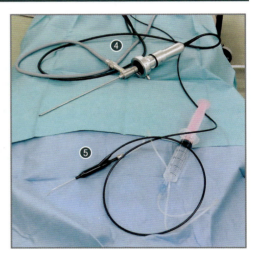

❶涙道内視鏡システム（内視鏡用ビデオカメラと光源装置）
❷鼻内視鏡システム
❸録画機器
❹硬性内視鏡（防水型カメラヘッドとライトガイドケーブルを接続している）
❺涙道ファイバースコープ（灌流用の生理食塩液のシリンジをエクステンションチューブで接続している）

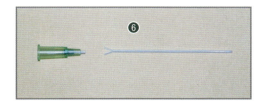

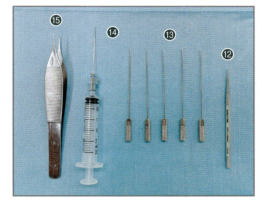

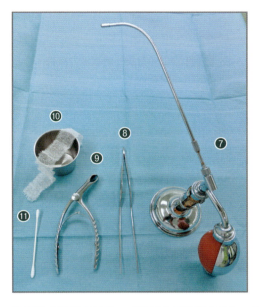

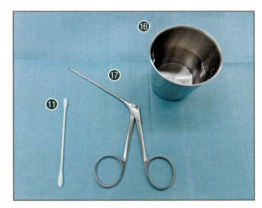

❻涙道内視鏡のプローブに被せて使用するシース（18G血管留置針の外筒から作製）
❼ジャクソン型スプレー（松吉医科器械、鼻腔の麻酔用）
❽鼻用ピンセット柏原氏無鈎（永島医科器械）　❾和辻氏鼻鏡（永島医科器械）
❿タンポンガーゼ　⓫綿棒　⓬幼児用拡張針（イナミ、涙道処置用）　⓭金属製涙管ブジー
⓮中村式涙管洗浄用一段針 直（イナミ）
⓯ソープ氏角膜異物鑷子（イナミ、シースを把持するために使用）
⓰水を入れたカップ（内視鏡先端の曇り止め用）　⓱極小麦粒鉗子（永島医科器械、鼻腔内操作用）

内視鏡の取り扱い

　内視鏡の取り扱いは大切なポイントです。内視鏡の見え方が悪いと、手術を始めることができません。

　涙道内視鏡のイメージガイドを接続する際は、画像が回旋しないように、正しい向きで本体に挿入した上で、ピントをしっかりと合わせます。内視鏡の先端のレンズが曇っていると、画像がぼやけます。また、涙道内視鏡は灌流チャネルが詰まってくると、灌流量が減り、良好な視野が得られません（図4）。そのため、使用後に速やか

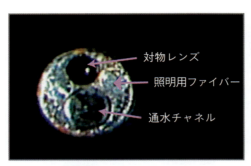

図4 涙道内視鏡の先端

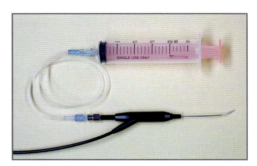

図5 涙道内視鏡と灌流液の接続

にメーカーが推奨する方法で洗浄します。

　内視鏡のコード類は無理な力がかかると破損します。コード類は屈曲させたり、鉗子で挟んだりしないように気を付けます。術者は内視鏡のモニター画面から目を離せないことが多いため、周りのスタッフがコード類の位置に目を配ります。

　鼻内視鏡は落下などの衝撃で破損します。術中は置き場所に留意し、洗浄や保管の際は専用ケースなどで保護します。

涙道内視鏡での観察時における灌流液の送水

　涙道内視鏡のハンドピース後方のコネクターから生理食塩液を送り込むと、水圧で涙道が拡張され、水流で洗浄されて視野がクリアになり、前方を観察できます（図5）。灌流液の送水は介助者が担当することが多いです。介助者は術者と違って、涙道内視鏡のハンドピースから伝わる手応えを感じられないため、モニター画面と内視鏡の挿入状態（位置や方向、動き）などから、進行状況を推測します。

　涙道粘膜を穿孔して仮道に入ってしまった場合は、そのまま送水を続けると、涙道周囲の組織に水腫を生じ、涙道が圧排され、内視鏡がさらに通りにくくなる可能性があります。そのため、強い加圧は禁物です。加圧の力加減によって見え方が変化するため、モニター画面を観察しながら送水しますが、モニター画面だけに集中せず、手術の流れや患者さんの様子にも気を配りましょう（図6）。

灌流チャネルの洗浄（当院の場合、図7）

　ロック付きシリンジを接続し、オゾン水10cc、ステリザイム®S（100倍希釈40℃）10cc、オゾン水10cc、蒸留水10ccを順にフラッシュし、最後に空気を通します。

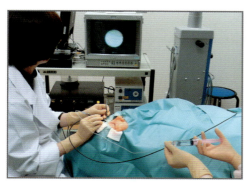
図6 術中の様子

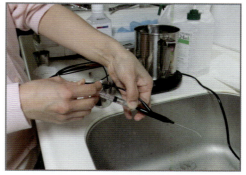
図7 涙道内視鏡使用後の洗浄

手術中の心得

まずは涙道をきちんと観察する！

　涙管チューブ挿入術の目標は、元の涙道を見つけて開通させることです。けっして新しい涙道を作る手術ではありません。強引な操作で仮道（誤った道）に涙管チューブを通しても、すぐに再閉塞してしまいます。そうなると、治らないだけでなく、その後の治療も難しくなります。涙道に強い炎症や高度な閉塞、狭窄があり、元の涙道をたどれない場合は、強引に処置を継続するのではなく、新しい涙道を造設する別の手術を選択すべきです。そのためにも、まずは涙道をきちんと観察することが重要です。

介助者や周りのスタッフは、内視鏡のモニター画面を見つつ、患者さんの挙動や表情に目を配る！

　術中に痛みのない操作を心掛けることは、自ずと安全な手術につながります。仮道を作ってしまい、骨性鼻涙管などの骨に触れて骨膜が刺激されると、患者さんはかなり強い痛みを感じます。スタッフは術中に内視鏡のモニター画面を見つつ、患者さんの挙動や表情に変化がないか、目を配っておきましょう。術者は内視鏡のモニター画面から目を離せない場合があるため、スタッフの協力が必要です。

涙管チューブ挿入術の手術の流れ

手順 ❶　麻酔を行う

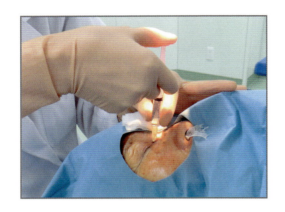
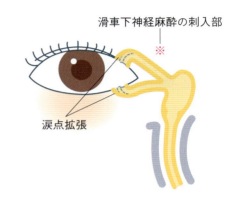

　まず鼻粘膜に麻酔を行います。キシロカイン®液「4％」（リドカイン塩酸塩）とボスミン®外用液0.1％（アドレナリン）の混合液を鼻内に噴霧し、同液に浸したタンポンガーゼ1枚を鼻鏡と鼻用鑷子で下鼻道へ挿入します。タンポンガーゼが咽頭に落ち込まないように、タンポンガーゼの端は鼻孔から少し出しておきます。写真は滑車下神経麻酔を行っている様子です。内眼角の上方から、30G針にてキシロカイン®注射液2％（リドカイン）を1〜1.5mL、注入します。次に、拡張針で涙点を拡張します。先に涙小管垂直部の耳側を切開しておくと、拡張針の挿入が容易になります。涙道内に分泌物や膿がたまっていると、内視鏡を入れても曇って見えません。その場合は、涙管洗浄針を用いて涙道を生理食塩液で洗浄し、分泌物や膿を可及的に除去します。洗浄後、涙管洗浄針で涙道内にキシロカイン®注射液2％を少量、注入します。

▍介助者にしてほしいこと

　キシロカイン®液「4％」とボスミン®外用液0.1％の混合液をジャクソン型スプレーに入れておきます。同液にタンポンガーゼを浸し、軽くしごいておきます。ボスミン®外用液0.1％により鼻粘膜が収縮し、鼻の奥まで観察できるようになります。鼻腔内にタンポンガーゼを挿入する際、筆者は額帯鏡やヘッドライトの代わりに、介助者にペンライトで鼻腔内を照らしてもらっています。

滑車下神経麻酔の際、患者さんが過度に緊張していると、麻酔針の刺入時に不意に動いてしまい、針先が思わぬ方向へ入って合併症をひき起こす恐れがあるため、患者さんがリラックスできるように声を掛けてあげましょう。

手順❷　涙道内視鏡で涙小管を観察し、閉塞部を開放する

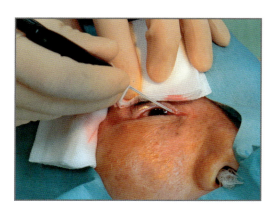

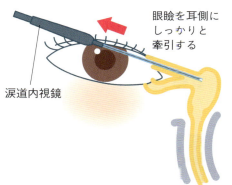

　涙道内視鏡にシースを被せ、涙点から挿入します。涙点を通り抜けたら、涙小管を直線化させるために、眼瞼を耳側にしっかりと牽引します。涙小管に狭窄や閉塞がある場合は、これらを観察しながら、内視鏡の先端で開放します。内視鏡で閉塞部を見極めておき、金属製涙管ブジーでプロービングする場合もあります。

介助者にしてほしいこと

　血管留置針の外筒を切断して切り込みを入れ、シースを作製しておきます。内視鏡の挿入時は内視鏡のライトの光量を落とし、内視鏡が涙点に挿入されてから光量を上げます。内視鏡の先端のライトは直接見ると非常にまぶしく、挿入前から光量が上がっていると、術者が残像で困ることがあります。内視鏡が涙点を通り抜けたら、灌流液（生理食塩液）の送水を始めます。眼瞼をしっかりと牽引するために、皮膚が滑らないように乾いたガーゼを使います。手元のガーゼが灌流液で濡れてしまっているときは交換しましょう。なお、金属製涙管ブジーでプロービングする場合、細いブジーから始め、徐々に太いブジーに番手を上げていくことがあります。そのため、金属製涙管ブジーは太さがわかるような順に並べておきます。ほかにも、スタッフは術中は眼瞼の浮腫など、術野の状態に目を配っておきましょう。

■ 起こりやすいトラブル

　涙小管における仮道形成が起こることがあります。涙小管がたるんだ状態で無理に穿破すると、涙小管壁を突き抜けてしまいます。また、仮道から灌流液を誤注入することで眼瞼浮腫が生じます。仮道形成に気付かずに灌流液の注入を続けると、涙小管の周囲の組織に水腫が形成されます。そうなると、涙小管が圧迫されて内視鏡の挿入が困難となり、その日はそれ以上の処置ができなくなる場合があります。

手順❸　涙道内視鏡とシースで涙嚢から鼻涙管を観察し、閉塞部を開放する

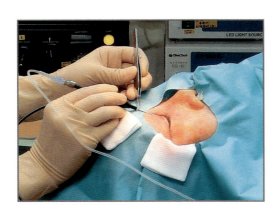

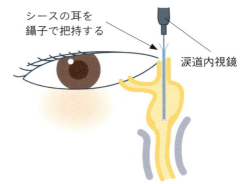

　内視鏡の先端が総涙小管を通り抜けて涙嚢に入ったら、内視鏡を90°回転させ、鼻涙管の方向へ向かいます。鼻涙管が狭い場合は、内視鏡のプローブに被せておいたシースの耳の部分を鑷子で把持し、トロンボーンのように1mmから数mm先行させ、閉塞部を通り抜けていきます。これをシース誘導内視鏡下穿破法（sheath-guided endoscopic probing；SEP）と呼びます。閉塞を開放すると、前方から膿が逆流してきて視界が悪くなることがあります。灌流液の水圧だけで混濁を除去できない場合、シースをその場に残して内視鏡を抜去すると、膿が逆流してきます。その場合は、シースを留置したまま涙管洗浄針で洗浄したり、麻酔を追加したりします。

介助者にしてほしいこと

　介助者は灌流液（生理食塩液）の送水を続けます。涙道内視鏡の角度が変わるため、コードに無理な力がかかることがあります。コードにゆとりがないと、ハンドピースの操作性が悪くなります。また、コードが屈曲すると、コード内でファイバーが断裂します。そのため、コードには十分なゆとりを持たせるように位置を調整しましょう。術者はモニター画面を見ているため、気付かない場合があります。さらに、術中は眼瞼の浮腫など、術野の状態にも目を配っておきましょう。

ポイントとなる手技や機器・器具

　SEPは涙道内視鏡に被せたシースを鑷子で動かしながら閉塞を穿破する方法です。内視鏡直接穿破法（direct endoscopic probing；DEP）は、涙道内視鏡の先端で閉塞部を穿破する方法です。

起こりやすいトラブル

　鼻涙管における仮道形成が起こることがあります。内視鏡が鼻涙管粘膜を突き抜けて、骨性鼻涙管に沿って仮道を進んでしまうと、痛みや出血を伴います。患者さんが痛がるときは仮道を疑います。仮道に涙管チューブを留置しても、涙管チューブを抜けば、すぐに再閉塞してしまい、治療効果がありません。内視鏡の先端が涙嚢に入り込んでいない状態で90°回転し、そのまま進むと、総涙小管付近の仮道となり、眼窩内に迷入する可能性があります。そのまま灌流液を注入すると、強い眼瞼浮腫や結膜浮腫をひき起こします。

手順❹　鼻内視鏡で鼻涙管開口部を確認する

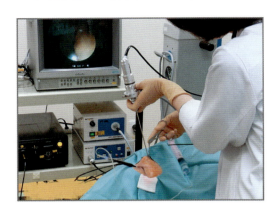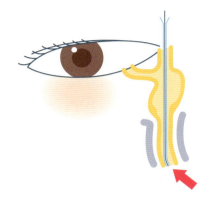

手順❶で挿入したタンポンガーゼを抜去します。鼻内視鏡を下鼻道に挿入し、鼻涙管下部開口部から、涙道内視鏡の先端とシースが正しく出ていることを確認します。

■ 介助者にしてほしいこと

鼻内視鏡を使いやすい位置に準備します。また、鼻内視鏡のケーブルにゆとりを持たせます。鼻内視鏡の先端が汚れたり、呼気で曇ったりしたときは、内視鏡の先端を水につけると解消するので、水を入れたカップを術野の近くに準備しておきます。

■ 起こりやすいトラブル

鼻出血が起こることがあります。鼻の粘膜は内視鏡の先端などが当たると容易に出血し、視認性が悪くなります。キシロカイン®液「4%」とボスミン®外用液0.1%の混合液を含ませたタンポンガーゼで止血します。綿棒もあると便利です。

手順❺ シース誘導チューブ挿入法（SGI）を行う

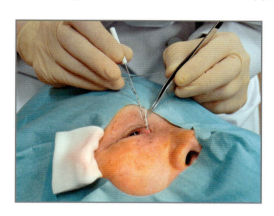
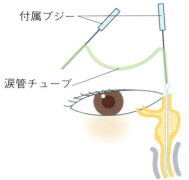

付属ブジー
涙管チューブ

　シース誘導チューブ挿入法（sheath-guided intubation；SGI）を行います。涙道にシースを残して涙道内視鏡を抜去し、シースに涙管チューブを連結します。付属ブジーで涙管チューブをシースに数mm挿入した後、ブジーは抜いておきます。鼻涙管開口部から出ているシースの先端を極小麦粒鉗子で把持し、外鼻孔から引き出します（図8、9）。シースと涙管チューブの連結を外すため、鑷子を使って涙点付近でチューブを把持し、外鼻孔から出ているシースを抜去します（図10）。

■ 介助者にしてほしいこと

　鼻内視鏡を使いやすい位置に準備し、鼻内視鏡のケーブルに牽引がかからないようにします。また、落下などで衝撃が加わらないように注意します。

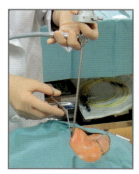
図8 シースの先端を極小麦粒鉗子で把持する

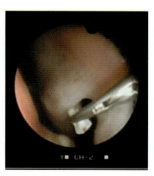
図9 シースの先端を鼻涙管開口部付近で把持

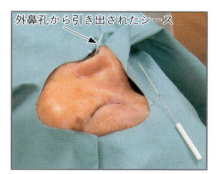
図10 外鼻孔から引き出されたシース

■ 起こりやすいトラブル

　涙管チューブの連結が緩いと、極小麦粒鉗子でシースを引っ張った際に外れてしまい、手順②からやり直すことになります。

手順❻　もう一方の涙点にも手順②〜⑤を行う

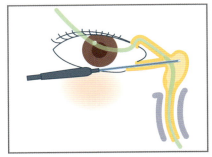

もう一方の涙点に涙道内視鏡を挿入する。

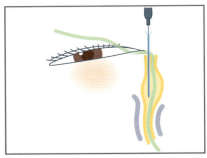

すでに挿入されている涙管チューブが見える。

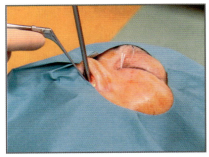

もう一度、シース誘導チューブ挿入法（SGI）を行う（手順⑤参照）。

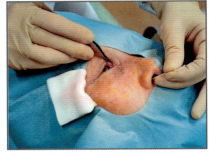

涙管チューブを鑷子で把持し、シースを外す。

　もう一方の涙点にも手順②〜⑤を行います。手順③以降は、すでに挿入されている涙管チューブと涙道の状態を確認しながら進めます。涙管チューブ内をフルオレセインなどで染色しておくと、わかりやすい場合があります。先に通してある涙管チューブが邪魔をして通り抜けにくい場合もあるため、注意します。

　涙管チューブの位置を調整したら、シースと涙管チューブの連結を外します。鼻内視鏡で下鼻道を確認し、涙管チューブが下鼻道の後方に流れるように、極小麦粒鉗子で整えます。

術後に注意すべきこと

術直後の注意点

　術直後は麻酔の影響により、しばらくは顔がしびれたような感覚があります。また、複視（物が二重に見える）が起こるため、患者さんに眼帯を装用してもらいます。これらは数時間で治まります。また、喉に麻酔薬が流れ込み、物が飲み込みにくくなっている可能性があるため、1時間は飲食を控えてもらい、その後は少量の水を飲んでみて、むせないことを確認してもらいます。

術後数日間の注意点

　術後の数日間は、涙や鼻水に血液が混ざることがあります。また、流涙や眼脂が一時的に増えることもあるため、患者さんに説明しておきましょう。

涙管チューブ留置中の注意点

　涙管チューブは1～3カ月間、留置します。内眼角に涙管チューブが少し露出していますが、違和感を感じることはほとんどありません。タオルやハンカチで不用意に目頭を拭くと、涙管チューブが抜けてしまうことがあるため、患者さんには目頭から目尻の方向に向けてこすらないように説明します。

　涙管チューブを留置している間は、涙や点眼液は涙管チューブの外壁を伝って涙道を通り抜けます。閉塞や炎症の状態により、治療効果には個人差があります。状況に応じて、点眼（抗菌薬、副腎皮質ステロイド）や通水処置など、医師から指示があります。

　患者さんが抗がん剤のティーエスワン®の内服を継続している場合は、涙管チューブを抜去すると再閉塞する可能性が高いため、数カ月ごとに入れ替えて留置します。

ほかの手術方法の検討

　涙道の閉塞が開放できず、涙管チューブ留置に至らなかった場合や、一度は開放できても、涙管チューブを抜くとすぐに再閉塞してしまう場合、あるいは涙嚢炎を繰り返す場合は、涙嚢と鼻腔の間の骨に孔を開けて、涙道のバイパスを新たに造設する涙嚢鼻腔吻合術（dacryocystorhinostomy；DCR）など、ほかの手術方法を検討します。

[引用・参考文献] ―――――――――――――――――――――――――――――――――――――――
1） 日本眼科学会ホームページ. （http://www.nichigan.or.jp/public/disease/ganken_shinseiji.jsp）.

執筆者：多鹿三和子

3章

白内障手術・網膜硝子体手術・緑内障手術の患者説明シート

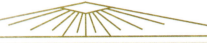

患者説明シート 1 白内障の手術

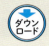

※本シートは著者の施設における患者説明を元に作成しています。

どんな手術？

　白内障の手術は、加齢やさまざまな原因により濁ってしまった水晶体を取り除き、人工のレンズを目の中に入れる手術です。加齢による白内障の場合は、生活に不自由を感じるようであれば手術を行います。

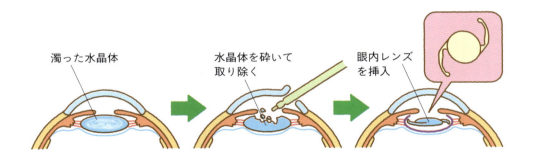

手術にかかる費用

　70歳以上であれば、手続きをしなくても、日帰り手術の場合は、1割負担で約14,000円、3割負担で約42,000円となります。70歳未満であれば、限度額適用認定証の交付を申請すると自己負担額が少なく済む場合があります。所得によって自己負担限度額の区分があるため、自分がどの区分に該当するか勤務先に確認しましょう。国民健康保険に加入している人は、市役所の国民

健康保険、国民年金課で確認します。いずれの場合も、両眼手術を受ける予定であれば、同月内に行うと限度額で収まる場合があります。

手術前に気を付けてほしいこと

　術前検査では眼軸長の測定をします。正確なデータを得るために、ソフトコンタクトレンズは3日前から、ハードコンタクトレンズは2週間前から装着してはいけません。

手術前の点眼

　術眼を清潔な状態にするために、抗菌薬の目薬を手術の2日前から手術当日の朝まで術眼に点眼します。

手術後に気を付けること

点眼方法

①点眼する前はせっけんで手を洗います。アルコール消毒でも構いません。
②複数の点眼薬がある場合は3〜5分あけます。続けて点眼すると薬が効く前に先に点眼した目薬が洗い流されてしまいます。

点眼方法

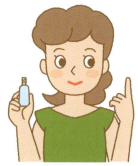
①利き手で点眼容器を持ちます。反対側の手は人差し指を立てて、ほかの指は握るようにします。

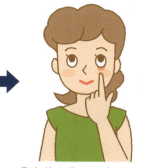
②人差し指で、点眼する目の下まぶたを引っ張ります。

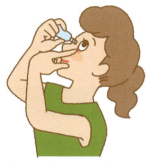
③その手の上に、点眼容器を持った手を握ってグーにして乗せます。そのまましっかりと上を向いて点眼します。

眼帯の装用

手術後はガーゼ付きの眼帯を装用し、翌日病院で外します。外した後は、眼帯をつける必要はありませんが、目を保護するために、昼間は室内でも眼鏡かサングラスをかけましょう。夜間は無意識に目をこすらないよう、保護眼帯を装用します。どちらも手術の翌日から1週間装用します。

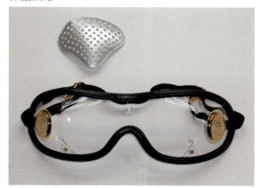
保護眼帯

手術の翌日から2週間、夜間に装用します。

入浴

手術後翌日から首から下の入浴が、手術後3日目から全身入浴が可能となります。術後感染の予防として、首から上は洗面器や浴槽の湯は使わずに、必ず蛇口からの湯か水で洗いましょう。温

泉などは術後2週間目からとしてください。

手術後の見え方

　人工レンズは、術前に焦点をどこに合わせるかを決めます。遠く、近く（手元）、テレビが見える距離、足元が見える距離、など個人の生活スタイルに合わせ、手術前に医師と相談して決めます。焦点を遠くに合わせた場合は、手元を見るための眼鏡が必要となります。反対に近くに合わせた場合は、遠くを見るための眼鏡が必要となります。

　また、白内障以外でほかに目の病気がある場合は、その病気の程度に応じた見え方となります。多焦点レンズを選択したい場合は、保険適用外となるため、金額や術後の見え方など、医師とよく相談してから決めましょう。

執筆者：中村由紀子

患者説明シート

2 網膜硝子体の手術

※本シートは著者の施設における患者説明を元に作成しています。

どんな手術？

　網膜硝子体の手術は、眼球の内部を満たしているゼリー状の成分で、網膜の表面と接している「硝子体」を取り除く手術です。網膜硝子体手術を行う病気には、「網膜剥離（裂孔原性網膜剥離）」「黄斑円孔」「黄斑上膜」「糖尿病網膜症」などがあります。

裂孔原性網膜剥離、黄斑円孔

　裂孔原性網膜剥離（網膜が剥がれる）や黄斑円孔（網膜の中心に孔が開く）では、裂孔や円孔をひき起こす硝子体を取り除いた後、網膜を押さえるために、目の中に空気やガスを入れます。

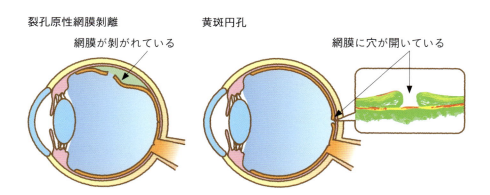

黄斑上膜

　黄斑上膜は硝子体の年齢的な変化が原因で、もともと黄斑部にくっついていた硝子体が自然に外れるとき（後部硝子体剝離）に、その一部が黄斑部に残り、それを足場として形成される膜です。手術では、硝子体とともに膜を取り除きます。

糖尿病網膜症

　糖尿病網膜症では、網膜血管に障害が起こって血液の流れが悪くなり、網膜は酸素不足となります。それを改善するために、網膜が新しい血管を作ってしまいます（新生血管）。この新しい血管は非常にもろく、網膜の表面に付着している硝子体に向かって伸びていき、簡単に出血して硝子体出血をひき起こします。また、硝子体の収縮により牽引性網膜剝離をひき起こすこともあるため、硝子体を取り除く必要があります。

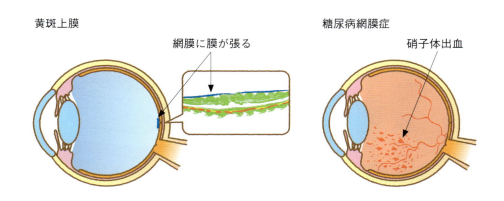

手術にかかる費用

　日帰りの手術の場合は、1割負担で約18,000円、3割負担で約96,000～170,000円となります。

手術後の姿勢（体位制限）

　網膜剝離と黄斑円孔では、目の中に空気やガスを入れ、その浮力で病巣を押さえて治療していくため、手術後に顔を下に向ける姿勢をとる必要があります。なお、網膜剝離では、裂孔の場所によっては顔を下向きにするだけでなく、右向きや左向きなどの姿勢になる場合もあります。硝子体手術で、目の中に空気やガスが入らない場合は、体位の制限はありません。

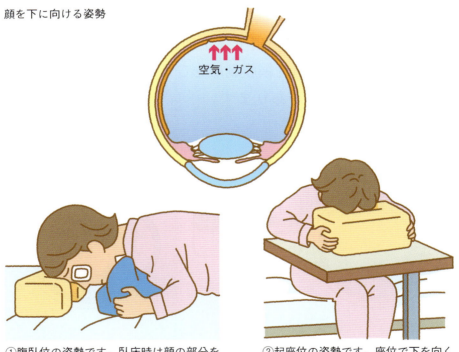

顔を下に向ける姿勢

①腹臥位の姿勢です。臥床時は顔の部分をくり抜いた枕を使用します。胸部とマットレスの隙間には、安楽のために柔らかい枕を入れます。

②起座位の姿勢です。座位で下を向くときは、オーバーテーブルに顔の部分をくり抜いた枕を置きます。オーバーテーブルは高さを調節できるため、自分に合った高さにします。

顔を下に向ける姿勢は非日常的な姿勢であるため、首や肩、腰が痛みますが、対症療法（湿布貼付、温罨法）と、下向き用の枕やクッションをうまく利用して、安楽な体位を工夫します。飲水はストローを使用します。なお、診察時や点眼時などの短時間であれば上向きの姿勢になっても大丈夫です。歩行時は人にぶつからないよう、手すりを持ち、ゆっくりと歩きます。

　下向きの間は、目を保護するためにアルミタイプの眼帯を常時装用します。目の中の空気やガスが減ってきたら、押さえたい場所によって、医師から臥床時の体位（下向き、右向き、左向き）について指示があります。顔を上向きにしてはいけない理由は、空気やガスの浮力で水晶体（または人工レンズ）が虹彩を後方から押し上げることになり、房水の流れる通路をふさぐことになるためです。

手術後の見え方

網膜剝離

　目の中に空気やガスがある間はとても見づらいですが、空気やガスが減ってくると徐々に見えやすくなります。網膜剝離は黄斑部網膜が剝離すると、元の視力に戻ることは難しく、視界にゆがみが残る場合があります。

黄斑円孔

　黄斑円孔は、孔が閉じれば視界のゆがみは術後、徐々に少なくなります。多少のゆがみは残ることがあり、見え方がよくなるには3カ月〜半年かかります。

黄斑上膜

手術直後では、まだ網膜にしわや腫れが残っています。術前と見え方は大きく変わりませんが、時間とともに、しわや腫れが少なくなり視力もよくなります。

糖尿病網膜症

黄斑部や視神経の状態により、手術後の見え方は異なります。牽引性網膜剥離が黄斑部に及んでいる場合や、新生血管緑内障に至っている場合は、視力がよくなることはあまり期待できません。糖尿病網膜症では、糖尿病のコントロールが大切です。

執筆者：中村由紀子

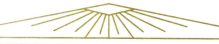

患者説明シート
3 緑内障の手術

※本シートは著者の施設における患者説明を元に作成しています。

どんな手術？

　緑内障の手術は、眼圧を下げるための手術です。視力や視野をよくするためではなく、進行や失明を予防するために行います。手術の方法は、それぞれの患者さんの緑内障のタイプや、目の状態、生活スタイルを総合的に判断して決定します。

手術の種類

流出路再建術

　房水の流出抵抗が強まった線維柱帯を切開することで、流出抵抗を弱めて、眼圧下降を得る手術です。

● 線維柱帯切開術（眼外法）

　眼外からのアプローチでシュレム管内壁（線維柱帯）を切開する手術です。眼球の外側から傷口を作り、房水の出口の線維柱帯を針金のような器具や糸を用いて切開する方法です。

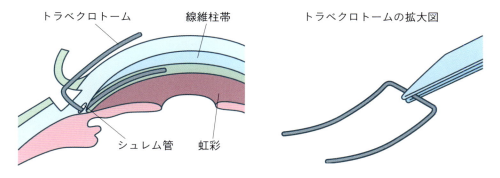

●線維柱帯切開術（眼内法）

　眼内からのアプローチで、シュレム管内壁（線維柱帯）を切開する手術です。切開する器具は、糸、マイクロフック（針）、カフーク（細いナイフ）などがあります。

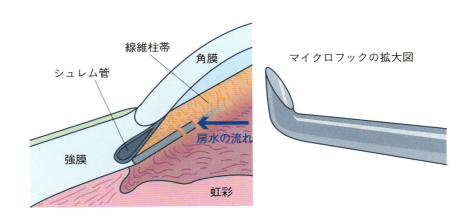

濾過手術

　眼内と眼外をつなぐ経路を作り、房水を結膜下に導き、濾過胞（水ぶくれ）を作る手術です。つまり、新たに眼内と眼外をつなぐバイパスを作る手術です。最も眼圧下降効果の高い手術です。

●線維柱帯切除術

　線維柱帯の一部分を切除し、房水の出口を別に新しく作る手術です。房水は切除された出口を通り、結膜の下に流れ出て濾過胞を作ります。いったん濾過胞にたまった房水は結膜から吸収されていきます。

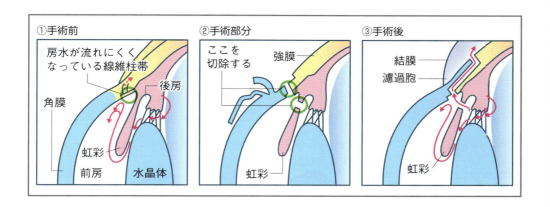

緑内障治療用インプラント手術
プレートのないもの
●エクスプレス併用濾過手術

　極小ステンレス製のインプラントを眼内に挿入して埋め込むことで、房水を結膜下に導いて、濾過胞を作る手術です。

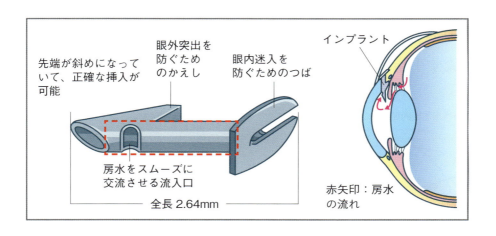

● プリザーフロ®マイクロシャント手術

　全長 8.5mm、外径 350μm、内径 70μm の生体適合性の高い樹脂製のインプラントを前房内に挿入して、結膜下に房水を導いて、濾過胞を作る手術です。

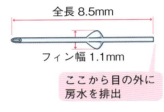

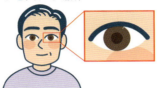

通常は、11時または1時の方向から入れる。
（図は1時の方向から入れた場合を示す。）

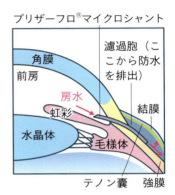

プレートのあるもの

● チューブシャント術

　眼内にチューブを留置して、房水をプレートから結膜下眼球深部に流す手術です。

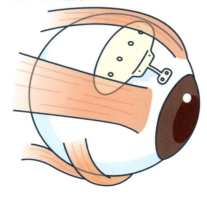

バルベルト緑内障インプラント

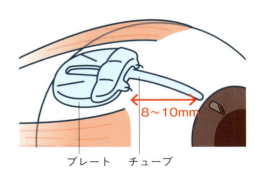

アーメド緑内障バルブ

手術にかかる費用

　日帰り手術の場合は、1割負担で約 18,000 円、3割負担で約 44,000 円（流出路再建術・眼内法）〜141,000 円（チューブシャント術）となります。

手術後に気を付けること

　濾過手術は、濾過胞に穴が開いたり破れたりすると、眼外から細菌が目の中に入ってしまうことがあります。感染が起こると、最悪の場合は失明することも考えられます。そのため、術後は細菌感染に気を付けなければなりません。術後の感染予防の説明をするときに看護師から濾過胞がどの場所にあるか、どういったことに気を付けて生活するのかを説明します。

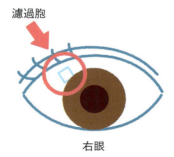
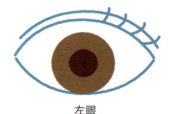

感染予防のポイント
・まぶたをこすらないようにします。
・目薬をさす前は、必ず流水やせっけんで手をよく洗います。

・タオルは家族とは別にして自分専用のものを使用してください。手洗い後のタオルはつねに清潔なタオルを使用するか、ペーパータオルを使用しましょう。
・庭木の手入れや農作業など、土を触ったり、ほこりっぽい場所に行く場合は、眼鏡やサングラスなどで目を保護しましょう。
・水泳やハードなスポーツは医師と相談の上、行ってください。
・コンタクトレンズの装用は、原則として禁止です。

異常があればすぐに病院へ！！

　もし目の中で細菌感染が起こったら、早急な処置が必要となります。

　目に痛みがある、白目が真っ赤になる、涙が多くなる、目やにが多くなる、急激に視力が低下する、などの症状があれば、すぐにかかりつけの眼科を受診してください。

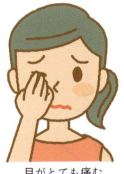
目がとても痛む

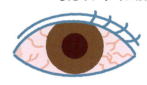
白目がすごく赤くなる

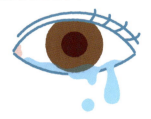
涙がぼろぼろ出る

こんな症状が出たら、濾過胞炎が疑われるため、すぐに眼科を受診しましょう！

執筆者：中村由紀子

患者説明シート

4 手術後の日常生活

※本シートは著者の施設における患者説明を元に作成しています。

	手術日	1日目(翌日)〜	3日目〜	7日目〜	14日目〜	1カ月目〜
飲食	術後 ・飲水（30分経ってから可） ・食事（1時間経ってから可）			・アルコール（可）		
清潔	・歯みがき（可） ・ひげそり（可）	・洗顔、洗髪（不可） （おしぼりタオルなどで、目を強くこすらないように拭く） ・入浴（首から下は可）	・洗顔（可） ・洗髪（可、清潔な水またはお湯のみ。目を閉じたまま洗う。強くこすらないこと）	・化粧（可）	・旅行（可） ・温泉（可） ・公衆浴場（可） ・散髪（可） ・毛染め（可） ・パーマ（可）	
活動		・簡単な家事、読書、テレビ視聴、パソコン操作（可、疲れない程度に）	・自転車（可）		・ジョギング（可） ・ゴルフ（可） ・ゲートボール（可）	・水泳（可）

糖尿病や高血圧の患者さんは、内科の先生の注意を守ってください。

仕事や車の運転については、医師と相談してください。

- 術後＿＿＿日目以降は、今までどおりの診察になります。
  状態が落ち着いてもしばらくは定期的な診察が必要になります。
- 術後＿＿＿日間は、ペットへの接触を控えてください。
- 仕事をいつ始められるかについては、医師とご相談ください。
- 車の運転は、基本的には術後＿＿＿日間はお止めいただくようお願いしています
  （術後の診察の際は、ご自身の運転では来院しないでください）。
- 以下の症状がありましたら、受診してください。
  ◎目に強い痛みや頭痛が出てきたとき
  ◎突然、見え方が悪くなったとき
  ◎目を強く打ってしまったとき

＿＿部分には、実際に勤務されている施設で決められている日数をご記入ください。

執筆者：中村由紀子

索引

数字

6-0 バイクリル®糸 ············· 165,215
6-0 プロリーン®糸 ················· 165

A-Z

Clareon® AutonoMe® ·············· 36
CONSTELLATION® Vision System
················· 33,85,98,107
continuous curvilinear
  capsulorrhexis；CCC ········· 39
direct endoscopic probing；DEP
······························ 241
extracapsular cataract extraction；
  ECCE ······················ 26
I/A ハンドピース ··········· 34,43
ILM blue® ··········· 84,90,97,111
internal limiting membrane；ILM
····························· 85,90
intracapsular cataract extraction；
  ICCE ······················ 26
intraoperative floppy iris syndrome；
  IFIS ························ 11
Jones 変法 ···················· 143
Kakizaki 法 ···················· 143
laser iridotomy；LI ·········· 204
laser suture lysis ············· 193
Lateral tarsal strip；LTS ······ 143
LER advancement ············· 143
LERs ··············· 150,151,155
lower eyelid retractors；LER ····· 143
M.Q.A. ······· 181,182,183,198,220

ースティックスタウト ········· 215
mitomycinC；MMC
················· 182,183,193,198
MVR ナイフ ················ 35,37
OPMI® Lumera® 700 ········· 107
optical coherence tomography；OCT
····························· 83,96
phacoemulsification and aspiration；
  PEA ··············· 26,42,58
posterior vitreous detachment；PVD
················· 55,69,82,88,95
selective laser trabeculoplasty；SLT
······························ 209
sheath-guided endoscopic probing；
  SEP ······················ 240
sheath-guided intubation；SGI ··· 243
US ハンドピース ············ 34,42

あ

アーメド緑内障バルブ ··········· 260
アイオピジン®UD 点眼液 1%
················· 49,205,207,211
圧迫止血 ··············· 139,162
ウェッケル剪刀 ················ 195
エクスプレス併用濾過手術 ········· 259
黄斑円孔 ······· 82,83,90,252,255
黄斑上膜 ······· 95,96,101,253,256
オープン法 ····················· 14

か

外眼筋 ························ 213

index

開瞼器 ……………………… 20
開瞼鈎 ……………………… 217
開創器 ……………………… 217
外直筋 ……………………… 213
　一後転術 ……………… 214,220
ガウンテクニック ……………… 13
替え刃メス ………………… 182
下眼瞼牽引筋腱膜 …………… 143
　一群 …………… 142,150,155
　一前転法 …………………… 143
角膜縫合鑷子 ……………… 35
下斜筋 ……………………… 213
カストロヴィーホー氏角膜縫合鑷子
　……………… 145,165,166
カストロヴィーホー氏持針器
　………… 71,76,145,146,165,166
下直筋 ……………………… 213
カニューラ …………… 59,92,102
眼科剪刀 ……………… 56,71
眼科用冷凍手術システム …… 71
眼瞼下垂 ………………… 163,166
眼瞼挙筋腱膜前転法 …… 163,164
眼瞼内反症 ……………… 142,143
眼内充填物質 ………………… 62
眼内レンズ … 27,44,48,58,61,248
眼軟膏 …………………… 129,191
眼輪筋短縮術 ……………… 143
キシロカイン®液「4%」 …… 238
キシロカイン®点眼液 4% … 21,106,181
キシロカイン®注射液 2% …… 84,97,106
急性緑内障発作 ………… 204,205

挟瞼器 …………… 128,129,131,132
強膜 ……………………… 197
　一バックリング手術 …… 69,80
　一フラップ ………………… 197
　一弁 ………………… 197,200
クローズド法 ……………… 14
経結膜的手術 ……………… 126
経皮的手術 ………………… 127
結膜下組織 ………… 178,185,187
結膜切開 ………………… 131,220
牽引性網膜剝離 … 104,253,256
原発閉塞隅角症 …………… 204
原発閉塞隅角緑内障 ……… 204
瞼板短縮術 ………………… 143
広角眼底観察システム Resight®500
　………………………… 85,98
抗菌薬 ………… 140,160,176,191
後発白内障 ………………… 48,53
後部硝子体剝離 … 54,55,69,83,88,95

さ

サイドポート ……………… 37
サンピロ®点眼液 1% ……… 205
サンピロ®点眼液 2% ……… 205
霰粒腫 …………………… 125
　一摘出術 …………………… 126
シース誘導チューブ挿入法 … 243
シース誘導内視鏡下穿破法 … 240
シーツ …………………… 18
持針器 …………… 166,216,224
斜視 ……………………… 213

眼科ケア　2025 年春季増刊　　265

一鉤 216
シャンデリア照明 86,87
術中虹彩緊張低下症 11
硝子体手術 33,54,57,58,60,82,85,95,98,101,254
上斜筋 213
上直筋 213
シリコーンオイル 63,64,68
水晶体嚢外摘出術 26
水晶体嚢内摘出術 26
スコピゾル®眼科用液 51
スプリングハンドル式剪刀 35,84,97,106,145,165,181,195,215,216
スリットナイフ 35,40
制御糸 74,75,77,197,220
鑷子 166,216
線維柱帯切開術 257,258
線維柱帯切除術 193,258
選択的レーザー線維柱帯形成術 209
剪刀 166,216
双眼倒像検眼鏡 72
増殖糖尿病網膜症 104

超音波水晶体乳化吸引術 26,42,58
ティーエスワン® 232,245
テガダーム™ 35,181
デシャンプ動脈瘤針 71,74
糖尿病 11
　－黄斑浮腫 116,122
　－網膜症 116,122,253,256
トラベクレクトミー 193
トラベクロトーム 257
トリアムシノロンアセトニド 84,88,91,97,101,102,106
トーリック眼内レンズ 28
ドレープ 12,19

な

内境界膜 85,90,111
内視鏡直接穿破法 241
内直筋 213
中村氏釣針型開創鉤 145,146,165,166
認知症 11,144
粘弾性物質 35,38,45,61

た

対症療法 255
多焦点眼内レンズ 27
谷口氏角膜鑷子 56
谷口氏持針器 56,71
タリビッド®眼軟膏0.3% 176
単焦点眼内レンズ 27
チューブシャント手術 194,260

は

ハイドロダイセクション 41
バイポーラ鑷子 128,129,137,145,165,166,215,224
白内障 26
　－手術 26,248
麦粒腫 125
バックフラッシュニードル 62,84

index

パーフルオロン™ ………… 62,63
針カウンター ……………………… 219
バルベルト緑内障インプラント …… 260
光干渉断層計 ………………… 83,96
ヒビテン®・グルコネート液 20% …… 19
副腎皮質ステロイド ……… 140,190,209
プリザーフロ®マイクロシャント手術
……………………………………… 260
ベノキシール®点眼液 0.4%
…………………………… 117,207,211
保護眼帯 ………………………… 31,250
ボスミン®外用液 0.1% ……… 170,238

ま

マイクロ角膜縫合鑷子 ……… 195,216
マイクロフック ………………… 258
マキュエイド®眼注用 40mg …… 60,106
メス ……………………………… 166
網膜細動脈瘤 …………………… 116,122
網膜静脈閉塞症 ………………… 116,122
網膜剥離 …… 54,69,104,252,255
網膜光凝固術 ………… 112,113,115
網膜復位用人工補綴材 ……… 62,63
網膜裂孔 ………………… 115,121

や

有茎結膜弁 ……………………… 188
遊離結膜移植片 ………………… 189
翼状片 …………………… 178,179
　一体部 ………………………… 187
　一頭部 ………………………… 186

ら

ライトガイド …… 84,86,87,99,100,109
乱視矯正眼内レンズ ……………… 28
流出路再建術 ……………………… 257
緑内障 ………………… 193,204,257
リンデロン®点眼液 0.01% ……… 205
涙管チューブ ………………… 233,245
　一挿入術 …………… 233,237,238
涙道 ……………………………… 232
　一内視鏡 ………… 234,236,237,
　　　　　　　　　239,240,244
　一ファイバースコープ ………… 234
　一閉塞 …………………………… 233
冷凍凝固ハンドピース ……………… 71
レーザー虹彩切開術 ……… 204,207
レーザー切糸 ……………………… 193
レーザー用コンタクトレンズ
……………………………… 115,117
裂孔原性網膜剥離 ………… 54,252
連続円形切嚢 ……………………… 39
濾過手術 ………………… 193,258
濾過胞 ……… 193,201,203,258,261
　一感染 …………………………… 202
六フッ化硫黄ガス …………… 63,64

わ

わたぬき法 ……………………… 187

眼科ケア　2025 年春季増刊　267

好評書

2024-2025年　改訂6版
眼科点眼薬Note
ジェネリックがわかる！　市販薬もわかる！

試し読みができます！

メディカ出版　オンラインストア

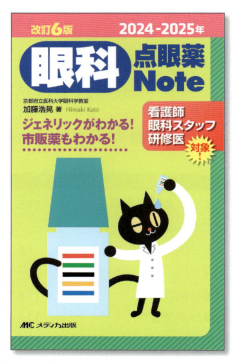

京都府立医科大学眼科学教室　加藤 浩晃　著

ジェネリックを含む処方薬と市販薬（OTC薬）のカラー写真を掲載して、多種多様な点眼薬を容器の見た目から判別できる一冊。新薬を加えて情報をアップデートした。点眼薬のキャップの色から製品を判別できるキャップカラーインデックス付き！　令和6年度薬価改定に対応！

定価2,860円（本体＋税10%）　新書判／224頁　ISBN978-4-8404-8477-0

内容

第1章　処方薬
1　感染症治療薬
　〈抗菌薬〉
　〈抗真菌薬〉
　〈抗ウイルス薬〉
　〈洗眼殺菌剤〉
2　アレルギー治療薬
　〈抗アレルギー薬〉
　〈免疫抑制薬〉
3　角膜・ドライアイ治療薬
　〈角膜治療薬〉

　〈ドライアイ治療薬〉
4　炎症治療薬
　〈副腎皮質ステロイド薬〉
　〈非ステロイド性抗炎症薬（NSAIDs）〉
5　白内障治療薬
6　緑内障治療薬
7　散瞳・調節麻痺薬
8　調節機能改善薬
9　局所麻酔薬
10　血管収縮薬

第2章　市販薬（OTC薬）
1　人工涙液
2　コンタクトレンズ用
3　目の乾き用
4　充血用
5　目の疲れ・かすみ用
6　目のかゆみ・異物感用
7　抗菌用
8　こども用

すべての医療従事者を応援します

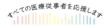

MC メディカ出版

好評書

眼科ケア 2023年春季増刊

「どうやって撮る？」「なぜそう写る？」がまるわかり！
眼底写真撮影、OCT・OCTA検査のすべて

試し読みができます！
メディカ出版 オンラインストア

東北文化学園大学医療福祉学部リハビリテーション学科
視覚機能学専攻 非常勤講師／視能訓練士
藤掛 福美 編著

眼科診断の「心臓」を担うあらゆる画像検査の手技・読影を、眼科の解剖・病態とつなげて学べるから、「暗記」ではなく「理解」して知識の定着につながる一冊。新人はもちろん、ベテランのあなたも、実践につながる新しい知識を得られるはず！

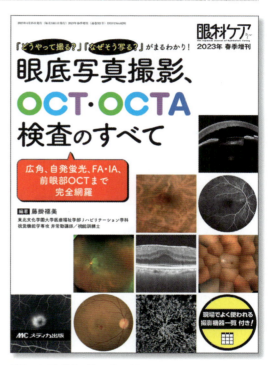

定価4,400円（本体＋税10％） B5判／256頁　ISBN978-4-8404-8054-3

内容

1章 撮影できる部位と構造
1. 網膜・脈絡膜
2. 眼底
3. 前房・隅角

2章 撮影の種類と特徴
1. 眼底写真撮影（広角眼底写真撮影）
2. 蛍光眼底造影検査（FA／IA）
3. 自発蛍光眼底写真
4. OCT
5. OCTA
6. 前眼部OCT

3章 検査機器の種類と基本原理、特徴
1. 眼底写真撮影
2. OCT・OCTA

4章 疾患別 撮影のコツと結果の見方
1. 黄斑前膜
2. 黄斑円孔
3. 中心性漿液性脈絡網膜症
4. 近視性脈絡膜新生血管
5. 加齢黄斑変性
6. 黄斑浮腫
7. 糖尿病網膜症
8. 網膜静脈閉塞症
9. ぶどう膜炎
10. 裂孔原性網膜剝離
11. 網膜色素変性
12. 緑内障
13. 角膜移植に関する疾患
14. 白内障

すべての医療従事者を応援します　MCメディカ出版

好評書

眼科ケア 2022年秋季増刊

眼鏡処方おたすけ帖
めがね忍者が教える！眼鏡合わせの基本＆応用

試し読みができます！

メディカ出版 オンラインストア

石﨑眼科医院 検査主任・視能訓練士　**関戸 昌諭**　編著

石﨑眼科医院 院長　**石﨑 英介**　編著

眼鏡処方の基本から患者さんの訴えに合わせた眼鏡処方、疾患別の眼鏡処方まで、めがね忍者が秘伝の眼鏡処方術をあなたにレクチャー！患者さんが満足する快適な眼鏡を作るためのノウハウが満載の一冊！

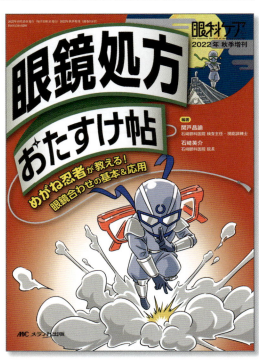

定価4,400円（本体＋税10％）B5判／264頁　ISBN978-4-8404-7739-0

内容

1章　眼鏡処方の基本
1. 眼鏡処方までの流れ
2. 瞳孔間距離の測定

2章　患者さんの訴えに合わせた眼鏡処方
1. 遠くが見えにくい
2. かけると頭痛がする（遠視性乱視の場合）
3. 物が二重に見える（乱視の場合）
4. 近くが見えにくい
5. かけると肩が凝る
6. まぶしい
7. 物がゆがんで見える

3章　疾患別 眼鏡処方
1. 弱視
2. 斜視
3. 屈折異常、調節異常
4. 白内障
5. 網膜色素変性
6. ドライアイ
7. 乳児の疾患
8. 視力低下、視野異常
9. 片眼歪視
10. トリーチャー・コリンズ症候群、先天性形態異常

4章　眼鏡処方で知っておくべき知識
1. 眼鏡フィッティング
2. フレームの表面処理とレンズのコーティング
3. 水中ゴーグルの処方
4. 眼鏡処方に関わる公式集
5. 眼鏡用語集
6. フレームの種類、素材

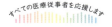

MC メディカ出版

眼科ケア 2022年春季増刊

白内障 ベーシック&アドバンスト
検査・手術・ケアのキーワード・最新のスタンダードがわかる！

試し読みができます！
メディカ出版 オンラインストア

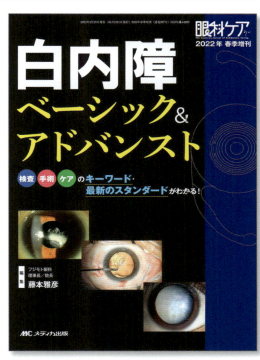

フジモト眼科 理事長／院長　**藤本 雅彦** 編集

白内障の検査や治療、ケアをマスターしたい！患者さんや家族に安心して手術を受けてもらいたい・うまく説明できるようになりたい！あなたに送る一冊。押さえておくべき基本の知識はもちろん最新の情報も網羅しており、ミニコラムも見逃せない！

定価4,400円（本体＋税10%）B5判／224頁　ISBN978-4-8404-7738-3

内容

1章　白内障の基礎知識
2章　初診時の問診（診察）＆検査
　1　初診時に医師が問診（診察）でチェックしている症状や訴え
　2　初診時の検査のポイント
3章　白内障と診断された後：術前の検査＆診察と患者説明
　1　術前の検査のポイント（白内障手術のための検査）
　2　術前の診察と患者説明のポイント
4章　手術説明
5章　手術準備
6章　白内障手術
　1　水晶体乳化吸引術＋眼内レンズ挿入術
　2　フェムトセカンドレーザー白内障手術
　3　眼内レンズの選択
　番外編　レーシックを受けた患者さんへの白内障手術

7章　薬物療法
8章　術後の検査、ケア、生活指導
　1　術後の検査のポイント
　2　術後のケア、生活指導
9章　白内障手術後の眼鏡処方
10章　術後合併症
　1　術後眼内炎（細菌性眼内炎）
　2　嚢胞様黄斑浮腫
　3　後発白内障
　4　眼内レンズの偏位・脱臼
　5　飛蚊症
　6　眼圧上昇
　7　結膜下出血
　8　光視症
　9　ドライアイ

すべての医療従事者を応援します
MCメディカ出版

●読者の皆様へ●
　このたびは本増刊をご購読いただき、誠にありがとうございました。編集部では、今後も皆様のお役に立てる増刊の刊行をめざしてまいります。本書に関するご意見、ご感想など、編集部までお寄せください。

眼科ケア編集室
TEL　06-6398-5048　FAX　06-6398-5068/5071
E-mail　ganka@medica.co.jp
URL　https://www.medica.co.jp/

GANKA CARE
The Japanese Journal of Ophthalmic Caring

眼科ケア 2025 年春季増刊（通巻 349 号）
写真と動画で流れがみえる！手術介助がわかる！
新・眼科手術とケア 黄金マニュアル

2025 年 4 月 20 日発行　第 1 版第 1 刷	編　集	木村英也／山本 愛
	発行人	長谷川 翔
	編集担当	飯田ちひろ　山崎由華　西川雅子
	編集協力	綾目 愛　加藤明子
	発行所	株式会社メディカ出版
		〒 532-8588　大阪市淀川区宮原 3-4-30
		ニッセイ新大阪ビル 16F
		電話　06-6398-5048（編集）
定価（本体 4,000 円＋税）		03-5776-1853（広告窓口／総広告代理店㈱メディカ・アド）
ISBN978-4-8404-8674-3		0120-276-115（お客様センター）
●無断転載を禁ず。	組　版	株式会社明昌堂
●乱丁・落丁がありましたら、お取り替えいたします。	印刷製本	株式会社シナノ パブリッシング プレス

本誌に掲載する著作物の複製権・翻訳権・翻案権・上映権・譲渡権・公衆送信権（送信可能化権を含む）は株式会社メディカ出版が保有します。
JCOPY　〈（社）出版者著作権管理機構 委託出版物〉
　本書の無断複写は著作権法上での例外を除き禁じられています。複写される場合は、そのつど事前に、（社）出版者著作権管理機構（電話 03-5244-5088、FAX 03-5244-5089、e-mail: info@jcopy.or.jp）の許諾を得てください。
売上の一部は、各種団体への寄付を通じて、社会貢献活動に活用されています。

Printed and bound in Japan